# 上海市中等职业学校
# 药品食品检验
## 专业教学标准

上海市教师教育学院（上海市教育委员会教学研究室）编

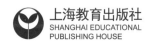
上海教育出版社
SHANGHAI EDUCATIONAL
PUBLISHING HOUSE

# 上海市教育委员会关于印发上海市中等职业学校
# 第六批专业教学标准的通知

各区教育局，各有关部、委、局、控股(集团)公司：

为深入贯彻党的二十大精神，认真落实《关于推动现代职业教育高质量发展的意见》等要求，进一步深化上海中等职业教育教师、教材、教法"三教"改革，培养适应上海城市发展需求的高素质技术技能人才，市教委组织力量研制《上海市中等职业学校数字媒体技术应用专业教学标准》等 12 个专业教学标准(以下简称《标准》，名单见附件)。

《标准》坚持以习近平新时代中国特色社会主义思想为指导，强化立德树人、德技并修，落实课程思政建设要求，将价值观引导贯穿于知识传授和能力培养过程，促进学生全面发展。《标准》坚持以产业需求为导向明确专业定位，以工作任务为线索确定课程设置，以职业能力为依据组织课程内容，及时将相关职业标准和"1＋X"职业技能等级证书标准融入相应课程，推进"岗课赛证"综合育人。

《标准》正式文本由上海市教师教育学院(上海市教育委员会教学研究室)另行印发，请各相关单位认真组织实施。各学校主管部门和相关教育科研机构要根据《标准》加强对学校专业教学工作指导。相关专业教学指导委员会、师资培训基地等要根据《标准》组织开展教师教研与培训。各相关学校要根据《标准》制定和完善专业人才培养方案，推动人才培养模式、教学模式和评价模式改革创新，加强实验实训室等基础能力建设。

附件：上海市中等职业学校第六批专业教学标准名单

上海市教育委员会

2023 年 6 月 17 日

附件

**上海市中等职业学校第六批专业教学标准名单**

| 序号 | 专业教学标准名称 | 牵头开发单位 |
|---|---|---|
| 1 | 数字媒体技术应用专业教学标准 | 上海信息技术学校 |
| 2 | 首饰设计与制作专业教学标准 | 上海信息技术学校 |
| 3 | 建筑智能化设备安装与运维专业教学标准 | 上海市西南工程学校 |
| 4 | 商务英语专业教学标准 | 上海市商业学校 |
| 5 | 城市燃气智能输配与应用专业教学标准 | 上海交通职业技术学院 |
| 6 | 幼儿保育专业教学标准 | 上海市群益职业技术学校 |
| 7 | 新型建筑材料生产技术专业教学标准 | 上海市材料工程学校 |
| 8 | 药品食品检验专业教学标准 | 上海市医药学校 |
| 9 | 印刷媒体技术专业教学标准 | 上海新闻出版职业技术学校 |
| 10 | 连锁经营与管理专业教学标准 | 上海市现代职业技术学校 |
| 11 | 船舶机械装置安装与维修专业教学标准 | 江南造船集团职业技术学校 |
| 12 | 船体修造技术专业教学标准 | 江南造船集团职业技术学校 |

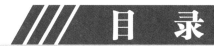

# 第一部分
## 上海市中等职业学校药品食品检验专业教学标准

## 第二部分
## 上海市中等职业学校药品食品检验专业必修课程标准

# 第一部分

# 上海市中等职业学校
# 药品食品检验专业教学标准

## 专业名称（专业代码）

药品食品检验(690204)

## 入学要求

初中毕业或相当于初中毕业文化程度

## 学习年限

三年

## 培养目标

本专业坚持立德树人、德技并修，学生德智体美劳全面发展，主要面向药品和食品生产企业、经营企业及其相关行业检验机构等企事业单位，培养具有良好的思想品德和职业素养、必备的文化和专业基础，能从事药品和食品理化检验、微生物检验、生产过程控制等相关工作，具有职业生涯发展基础的知识型、发展型高素质技术技能人才。

## 职业范围

| 序号 | 职业领域 | 职业（岗位） | 职业技能等级证书<br>（名称、等级、评价组织） |
|------|---------|-------------|----------------------------------|
| 1 | 药品检验 | 药物分析员<br>药物微生物检定员 | ● 药物检验员职业技能等级证书(四级)<br>评价组织：上海市职业技能鉴定中心 |
| 2 | 食品检验 | 食品检验员 | ● 食品检验管理职业技能等级证书(初级)<br>评价组织：中检科教育科技(北京)有限公司 |

## 人才规格

### 1. 职业素养

- 具有正确的世界观、人生观、价值观,深厚的家国情怀、良好的思想品德,衷心拥护党的领导和我国社会主义制度。

- 具有爱岗敬业、精益求精、乐于奉献、勇于承担、勇于创新的职业精神。

- 具有热爱劳动、严谨细致、认真执着、吃苦耐劳的职业态度。

- 具有良好的药品和食品质量安全意识,自觉遵守国家法律法规。

- 遵守社会公德,具有诚实守信、合规从业的职业道德。

- 具有安全生产和防护意识,严格执行岗位安全操作和环境保护相关规程。

- 具有探究学习、终身学习的能力和一定的分析问题、解决问题的能力。

- 具有良好的语言表达能力、文字表达能力、沟通合作能力以及较强的集体意识和团队合作意识。

### 2. 职业能力

- 能正确理解食品、药品的质量标准、检验操作规程、检验记录等文件要求。

- 能按规程正确处理样品并做好检验前的相关准备工作。

- 能按规程正确使用检验仪器和设备对相关样品进行检验。

- 能按要求规范记录检验操作、数据和现象,对检验结果作出分析判断,并正确撰写检验报告。

- 能及时发现、上报检验过程中的异常情况,并按规程开展偏差调查。

- 能正确规范地使用实验室信息化系统完成实验室质量控制。

- 能按规程进行实验室试剂、试液、培养基、检定菌、标准品、对照品、物料、产品、稳定性考察样品、留样等规范管理工作。

- 能按规程进行常用的检验仪器及设备的清洁和维护保养,及时发现仪器设备的常见故障。

- 能严格遵守安全生产规定,正确使用个人防护用品、防护器具及消防器材。

- 能严格遵守安全环保规定,规范收集、标示和定点放置检验过程中的废弃物。

## 主要接续专业

**高等职业教育专科:**药品质量与安全(490206)、食品质量与安全(490102)、食品检验检测技术(490104)

**高等职业教育本科:**药品质量管理(290202)、药物分析(290205)、食品质量与安全(290102)

## 工作任务与职业能力分析

| 工作领域 | 工作任务 | 职 业 能 力 | |
|---|---|---|---|
| 1. 化学分析 | 1-1 干燥失重测定 | 1-1-1 | 能根据干燥失重测定的方法准备相关的试剂、仪器和装置等 |
| | | 1-1-2 | 能按规程正确使用电子天平 |
| | | 1-1-3 | 能按规程进行样品的干燥失重测定 |
| | | 1-1-4 | 能及时规范地记录实验数据 |
| | | 1-1-5 | 能正确处理实验数据 |
| | 1-2 重量分析法测定样品含量 | 1-2-1 | 能按规程准备重量分析法测定所需的仪器、试剂等 |
| | | 1-2-2 | 能按规程用沉淀重量法测定样品的含量 |
| | | 1-2-3 | 能记录和处理实验数据 |
| | 1-3 酸碱滴定法测定样品含量 | 1-3-1 | 能正确使用滴定管、容量瓶和移液管 |
| | | 1-3-2 | 能按规程配制酸碱滴定液 |
| | | 1-3-3 | 能按规程标定酸碱滴定液 |
| | | 1-3-4 | 能用酸碱滴定法测定样品的含量 |
| | | 1-3-5 | 能记录和处理实验数据 |
| | 1-4 非水滴定法测定样品含量 | 1-4-1 | 能按规程配制和标定高氯酸滴定液 |
| | | 1-4-2 | 能用高氯酸滴定液测定样品的含量 |
| | | 1-4-3 | 能记录和处理实验数据 |
| | 1-5 沉淀滴定法测定样品含量 | 1-5-1 | 能按规程配制和标定硝酸银滴定液 |
| | | 1-5-2 | 能按规程用沉淀滴定法测定样品的含量 |
| | | 1-5-3 | 能记录和处理实验数据 |
| | 1-6 配位滴定法测定样品含量 | 1-6-1 | 能按规程配制和标定 EDTA 滴定液 |
| | | 1-6-2 | 能按规程用配位滴定法测定样品的含量 |
| | | 1-6-3 | 能记录和处理实验数据 |
| | 1-7 氧化还原滴定法测定样品含量 | 1-7-1 | 能按规程配制和标定高锰酸钾滴定液 |
| | | 1-7-2 | 能按规程配制和标定碘滴定液 |
| | | 1-7-3 | 能按规程用氧化还原滴定法测定样品的含量 |
| | | 1-7-4 | 能记录和处理实验数据 |
| 2. 仪器分析 | 2-1 pH 值测定 | 2-1-1 | 能按规程接收、存放待检样品,并准备 pH 计、电极和校准液 |
| | | 2-1-2 | 能按规程使用 pH 计检测样品,并判断其是否符合规定 |
| | | 2-1-3 | 能按规程及时规范地记录、报告检测过程中的偏差和异常情况 |
| | | 2-1-4 | 能按规程及时规范地撰写检验报告 |

| 工作领域 | 工作任务 | 职　业　能　力 |
|---|---|---|
| 2. 仪器分析 | 2-2　样品鉴别 | 2-2-1　能按规程准备试剂、仪器，制备样品 |
| | | 2-2-2　能按规程设置仪器的参数 |
| | | 2-2-3　能按规程使用紫外-可见分光光度计测定样品的吸光度或吸收光谱曲线，及时规范地填写报告，正确判断检验结果 |
| | | 2-2-4　能按规程使用红外光谱仪测定样品的光谱图，辨析图谱，正确判断检验结果 |
| | | 2-2-5　能按规程使用薄层色谱法进行点样、展开、显色和检视 |
| | | 2-2-6　能按规程使用高效液相色谱仪检测样品的色谱峰 |
| | | 2-2-7　能按规程使用气相色谱仪检测样品的色谱峰 |
| | | 2-2-8　能按规程及时规范地记录、报告检测过程中的偏差和异常情况 |
| | | 2-2-9　能按规程根据实验现象和检验数据，及时规范地填写报告 |
| | | 2-2-10　能按规程清洁并维护仪器，及时规范地填写仪器使用记录 |
| | 2-3　样品含量测定 | 2-3-1　能按规程准备试剂、仪器，制备样品 |
| | | 2-3-2　能按规程设置仪器的参数 |
| | | 2-3-3　能按规程使用紫外-可见分光光度计检测样品的吸光度，并进行定量计算 |
| | | 2-3-4　能按规程使用液相色谱仪检测样品的含量 |
| | | 2-3-5　能按规程使用气相色谱仪检测样品的含量 |
| | | 2-3-6　能按规程使用原子吸收分光光度计检测样品的重金属含量 |
| | | 2-3-7　能按规程及时规范地记录、报告检测过程中的偏差和异常情况 |
| | | 2-3-8　能按规程处理数据，及时规范地撰写检验报告 |
| | | 2-3-9　能按规程清洁并维护仪器，及时规范地填写仪器使用记录 |
| 3. 药品检验 | 3-1　原料药检查 | 3-1-1　能按规程准备试剂、仪器，制备样品 |
| | | 3-1-2　能按规程进行药物的外观与溶解度检查 |
| | | 3-1-3　能按规程进行相对密度、比旋度、折光率、熔点等物理常数测定 |
| | | 3-1-4　能按规程进行氯化物、硫酸盐、铁盐、溶液颜色、有关物质等原料药的检查 |
| | | 3-1-5　能按规程使用气相色谱法测定残留溶剂 |
| | | 3-1-6　能按规程及时规范地记录、报告检测过程中的偏差和异常情况 |
| | | 3-1-7　能按规程处理数据，及时规范地撰写检验报告 |
| | | 3-1-8　能按规程清洁并维护仪器，及时规范地填写仪器使用记录 |

（续表）

| 工作领域 | 工作任务 | 职　业　能　力 | | |
|---|---|---|---|---|
| 3. 药品检验 | 3-2　片剂检查 | 3-2-1　能按规程接收、存放待检样品，用于片剂检查<br>3-2-2　能按规程准备片剂检查相关的试剂、仪器等<br>3-2-3　能按规程检查样品的脆碎度，并判断其是否符合规定<br>3-2-4　能按规程检查样品的重量差异，并判断其是否符合规定<br>3-2-5　能按规程检查样品的溶出度，并判断其是否符合规定<br>3-2-6　能按规程及时规范地记录、报告检测过程中的偏差和异常情况<br>3-2-7　能按规程处理数据，及时规范地撰写检验报告<br>3-2-8　能按规程清洁并维护仪器，及时规范地填写仪器使用记录 | | |
| | 3-3　胶囊剂检查 | 3-3-1　能按规程接收、存放待检样品，用于胶囊剂检查<br>3-3-2　能按规程准备胶囊剂检查相关的试剂、仪器等<br>3-3-3　能按规程检查样品的崩解时限，并判断其是否符合规定<br>3-3-4　能按规程检查样品的装量差异，并判断其是否符合规定<br>3-3-5　能按规程检查样品的释放度，并判断其是否符合规定<br>3-3-6　能按规程及时规范地记录、报告检测过程中的偏差和异常情况<br>3-3-7　能按规程处理数据，及时规范地撰写检验报告<br>3-3-8　能按规程清洁并维护仪器，及时规范地填写仪器使用记录 | | |
| | 3-4　注射剂检查 | 3-4-1　能按规程接收、存放待检样品，用于注射剂检查<br>3-4-2　能按规程准备注射剂检查相关的试剂、仪器等<br>3-4-3　能按规程检查样品的渗透压摩尔浓度，并判断其是否符合规定<br>3-4-4　能按规程检查样品的不溶性微粒，并判断其是否符合规定<br>3-4-5　能按规程检查样品的可见异物，并判断其是否符合规定<br>3-4-6　能按规程及时规范地记录、报告检测过程中的偏差和异常情况<br>3-4-7　能按规程处理数据，及时规范地撰写检验报告<br>3-4-8　能按规程清洁并维护仪器，及时规范地填写仪器使用记录 | | |
| 4. 食品检验 | 4-1　感官检验 | 4-1-1　能按规程收集样品信息<br>4-1-2　能按规程准备检验所需的仪器和试剂<br>4-1-3　能按规程处理样品<br>4-1-4　能按规程进行感官检验<br>4-1-5　能按规程处理数据，及时规范地撰写检验报告 | | |

(续表)

| 工作领域 | 工作任务 | 职　业　能　力 |
|---|---|---|
| 4. 食品检验 | 4-2　脂肪检测 | 4-2-1　能按规程准备脂肪检测相关的试剂、仪器等<br>4-2-2　能按规程正确使用和清洁索氏抽提器<br>4-2-3　能按规程对样品进行恒重操作<br>4-2-4　能按规程用索氏抽提法、酸水解法、碱水解法检测样品中的脂肪含量<br>4-2-5　能按规程处理数据，及时规范地撰写检验报告 |
| | 4-3　粗纤维检测 | 4-3-1　能按规程准备粗纤维检测相关的试剂、仪器等<br>4-3-2　能按规程对样品进行恒重操作<br>4-3-3　能按规程用烘箱法检测植物类样品中的粗纤维<br>4-3-4　能按规程处理数据，及时规范地撰写检验报告<br>4-3-5　能按规程清洁并维护仪器，及时规范地填写仪器使用记录 |
| | 4-4　总糖测定 | 4-4-1　能按规程准备总糖测定相关的试剂、仪器等<br>4-4-2　能按规程对糖液样品进行提取和澄清操作<br>4-4-3　能按规程用斐林氏容量法检测样品中还原糖和总糖的含量<br>4-4-4　能按规程处理数据，及时规范地撰写检验报告 |
| | 4-5　蛋白质测定 | 4-5-1　能按规程准备蛋白质测定相关的试剂、仪器等<br>4-5-2　能按规程对样品进行消化操作<br>4-5-3　能按规程正确操作自动凯氏定氮仪检测样品中的蛋白质含量<br>4-5-4　能按规程处理数据，及时规范地撰写检验报告<br>4-5-5　能按规程清洁并维护仪器，及时规范地填写仪器使用记录 |
| | 4-6　亚硝酸盐测定 | 4-6-1　能按规程准备亚硝酸盐测定相关的试剂、仪器等<br>4-6-2　能按标准逐级稀释亚硝酸盐标准溶液<br>4-6-3　能按规程用分光光度法检测样品中的亚硝酸盐含量<br>4-6-4　能按规程处理数据，及时规范地撰写检验报告<br>4-6-5　能按规程清洁并维护仪器，及时规范地填写仪器使用记录 |
| 5. 微生物检验 | 5-1　生产环境无菌检查 | 5-1-1　能按规程配制环境检查用的培养基，并进行培养基适用性试验，判断其是否符合规定<br>5-1-2　能按规程检测浮游菌、沉降菌、表面微生物、尘埃粒子数<br>5-1-3　能按规程使用显微镜观察菌落形态，并使用细菌鉴定仪鉴定菌落，判断其是否符合规定 |

（续表）

| 工作领域 | 工作任务 | 职　业　能　力 | |
|---|---|---|---|
| 5. 微生物检验 | 5-1　生产环境无菌检查 | 5-1-4 | 能按规程及时规范地记录,规范填写仪器使用记录,报告检查过程中的偏差和异常情况 |
| | | 5-1-5 | 能按规程及时规范地撰写检验报告 |
| | 5-2　微生物计数 | 5-2-1 | 能按规程验证微生物限度检验方法,并检查原料、中间体、成品、水样等微生物总数 |
| | | 5-2-2 | 能按规程使用灭菌锅进行灭菌 |
| | | 5-2-3 | 能按规程及时规范地记录、报告检查过程中的偏差和异常情况 |
| | | 5-2-4 | 能按规程及时规范地撰写检验报告 |
| | | 5-2-5 | 能按规程清洁并维护灭菌锅,及时规范地填写使用记录 |
| | 5-3　控制菌检查 | 5-3-1 | 能按规程验证控制菌检查的方法,并检查样品的大肠埃希菌等控制菌 |
| | | 5-3-2 | 能按规程使用灭菌锅进行灭菌 |
| | | 5-3-3 | 能按规程及时规范地记录、报告检查过程中的偏差和异常情况 |
| | | 5-3-4 | 能按规程及时规范地撰写检验报告 |
| | 5-4　无菌检查 | 5-4-1 | 能按规程更换洁净工作服进入无菌室 |
| | | 5-4-2 | 能按规程配制消毒剂、稀释剂和培养基,并进行培养基适用性试验,判断其是否符合规定 |
| | | 5-4-3 | 能按规程开展无菌实验,并判断其是否符合规定 |
| | | 5-4-4 | 能按规程及时规范地记录、报告检查过程中的偏差和异常情况 |
| | | 5-4-5 | 能按规程及时规范地撰写检验报告,清洁并维护灭菌锅、细菌鉴定仪等,及时规范地填写仪器使用记录 |
| | 5-5　效价测定 | 5-5-1 | 能按规程制备各种检定培养基、缓冲液和标准菌液 |
| | | 5-5-2 | 能按规程用杯碟法及比浊法测量效价 |
| | | 5-5-3 | 能按规程使用分光光度计、抑菌圈读数仪读取数据 |
| | | 5-5-4 | 能按规程处理数据,及时规范地撰写检验报告 |
| | | 5-5-5 | 能按规程及时规范地填写仪器使用记录,报告检查过程中的偏差和异常情况 |
| 6. 实验室管理 | 6-1　试剂和试液管理 | 6-1-1 | 能正确理解《中华人民共和国药典》等附录试药项下的规定,并按规程管理试剂和试液 |
| | | 6-1-2 | 能按规程领用和存放试剂、试液,并及时规范地记录 |

（续表）

| 工作领域 | 工作任务 | 职　业　能　力 |
|---|---|---|
| 6. 实验室管理 | 6-1　试剂和试液管理 | 6-1-3　能按规程标记所有试剂、标样、溶液等,标明有效期、配制人等信息 |
| | | 6-1-4　能按规程安全管理危险化学品和正确处置废弃物 |
| | 6-2　标准品和对照品管理 | 6-2-1　能按规程管理一般标准品和对照品,并及时规范地记录、填写原始记录 |
| | | 6-2-2　能按规程管理高毒性、高致敏性、易制毒等特殊标准品和对照品 |
| | | 6-2-3　能按标准品或对照品标签及说明书要求进行存放,监控储存条件,并确认符合要求 |
| | | 6-2-4　能按标准操作规程称量标准品和对照品 |
| | | 6-2-5　能按规程安全管理危险化学品和正确处置废弃危险化学品 |
| | 6-3　分析仪器的校准与维护 | 6-3-1　能按规程和计划校准实验室分析仪器 |
| | | 6-3-2　能按规程和计划维护保养实验室分析仪器 |
| | | 6-3-3　能及时发现设备故障,并按规程向上级报告后进行更换、维修或报废处理 |
| | | 6 3 4　能按规程及时规范地填写设备的校准和维护保养记录 |
| | 6-4　受控文件管理 | 6-4-1　能按规程接收文件,并对文件进行分类管理,保证文件的可追溯性 |
| | | 6-4-2　能按规程办理借阅、收回文件手续,做好分级保密管理工作 |
| | | 6-4-3　能按规程维护档案室环境、安全 |
| 7. 样品管理 | 7-1　稳定性试验管理 | 7-1-1　能按规程制定药品的稳定性试验计划 |
| | | 7-1-2　能按规程确定考察时间点及检验项目 |
| | | 7-1-3　能按规程进行药品的稳定性试验 |
| | | 7-1-4　能按规程汇总稳定性试验数据,撰写稳定性报告 |
| | 7-2　留样管理 | 7-2-1　能按计划取出、分发样品并登记 |
| | | 7-2-2　能按规程管理需要上锁隔离保存的留样样品 |
| | | 7-2-3　能按规程管理恒温恒湿箱,监控记录温湿度并归档 |
| | | 7-2-4　能按规程管理留样室,监控记录温湿度并归档 |
| | 7-3　样品接收、发放及处理 | 7-3-1　能按要求核对请验单、样品、产品标签等,并登记相应信息至计算机中 |
| | | 7-3-2　能将收到的留样样品与分析样品分开,留样样品归入专门的留样柜中 |

**（续表）**

| 工作领域 | 工作任务 | 职 业 能 力 | |
|---|---|---|---|
| 7. 样品管理 | 7-3 样品接收、发放及处理 | 7-3-3 | 能根据请验单的内容进行样品和检验原始记录分发 |
| | | 7-3-4 | 能按规程处理检验完毕的样品或过期样品 |
| 8. 职业健康与安全管理 | 8-1 安全生产行为规范管理 | 8-1-1 | 能遵守制药企业和食品生产企业有关健康、安全、环保的制度、规范 |
| | | 8-1-2 | 能正确使用制药企业和食品生产企业常用的个人防护设备 |
| | | 8-1-3 | 能正确穿戴检验室的服装 |
| | | 8-1-4 | 能遵守药品和食品检验从业人员的良好行为规范 |
| | 8-2 安全检验事故的预防 | 8-2-1 | 能识别各类安全环境健康警告标识、禁止标识、提示标识等 |
| | | 8-2-2 | 能使用简单的便携式侦测器及通信工具，在紧急应变事件事故中采取正确的应变措施 |
| | | 8-2-3 | 能在事件事故中使用各类个人防护装备 |
| | | 8-2-4 | 能依据已辨识的危险源、危险因素、健康因素进行识别 |
| | 8-3 职业健康与安全的实施 | 8-3-1 | 能按要求储运各类原料、物料、成品、废品及废弃物 |
| | | 8-3-2 | 能按规程正确使用检验中的各类器械、机械、容器、电器、场所等，并正确处理常见的检验废弃物 |
| | | 8-3-3 | 能实施心肺复苏术及止血、包扎、固定、搬运等急救措施 |
| | | 8-3-4 | 能在检验过程中进行安全检查，及时规范地填写健康、安全、环保等相关记录并报告 |
| | | 8-3-5 | 能按要求组织简单的班组及职业健康与安全事务培训和安全演练 |
| | 8-4 职业健康与安全的改进 | 8-4-1 | 能定期检查岗位健康、安全、环保状况，撰写检查情况并汇报 |
| | | 8-4-2 | 能对岗位职业健康与安全事故进行分析，分析岗位不安全因素，并提出整改建议 |
| | | 8-4-3 | 能按岗位安全整改要求采取培训、改进等整改措施 |
| | | 8-4-4 | 能定期总结岗位的职业健康、安全、环保工作状况，不断提升健康安全的实施能力 |

## 课程结构

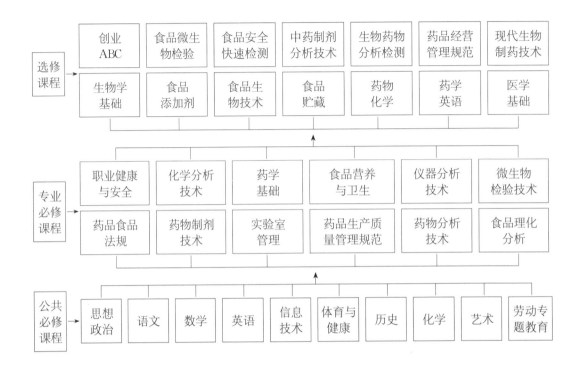

## 专业必修课程

| 序号 | 课程名称 | 主要教学内容与要求 | 技能考核项目与要求 | 参考学时 |
|---|---|---|---|---|
| 1 | 职业健康与安全 | **主要教学内容：**<br>检验安全与健康、危险源与职业危险因素、防火防爆防触电、废弃物的处理、危险化学品的使用、职业危害事故、职业健康与职业病等相关基础知识和基本技能<br>**主要教学要求：**<br>通过学习和训练，学生能按要求正确穿戴检验室服装和个人防护设备；能识别检验过程中常见的危险源与职业危险因素；能判断各类检验操作的风险点；能对各类废弃物进行分类并做初步处理；能按管理要求保管和领用危险化学品及特殊药品；能定期检查岗位健康、安全状况，并上报检查情况 | **考核项目：**<br>正确穿戴检验室服装，正确使用个人防护设备，识别和应用各类警示标识、防护标识、指示图标等，对各类废弃物进行分类并做初步处理<br>**考核要求：**<br>达到药物检验员职业技能等级证书（四级）、食品检验管理职业技能等级证书（初级）的相关要求 | 36 |

（续表）

| 序号 | 课程名称 | 主要教学内容与要求 | 技能考核项目与要求 | 参考学时 |
|------|---------|-----------------|-----------------|---------|
| 2 | 化学分析技术 | **主要教学内容：**<br>分析天平的使用、玻璃仪器的使用、误差计算和分析数据的处理等相关基础知识和基本技能，酸碱滴定法、沉淀滴定法、氧化还原滴定法、配位滴定法和重量分析法的原理、滴定条件和应用等相关基础知识<br>**主要教学要求：**<br>通过学习和训练，学生能按规程使用分析天平并进行保养和维护；能使用常用玻璃仪器进行滴定分析；能进行样品的称量、溶解、溶液的配制和稀释；能用酸碱滴定法测定样品含量；能用沉淀滴定法测定样品含量；能用配位滴定法、氧化还原滴定法测定样品含量 | **考核项目：**<br>分析天平的使用，玻璃仪器的使用，标准溶液的配制与标定，容量分析法测定样品含量<br>**考核要求：**<br>达到药物检验员职业技能等级证书（四级）、食品检验管理职业技能等级证书（初级）的相关要求 | 72 |
| 3 | 药学基础 | **主要教学内容：**<br>药物的基本知识，抗病原微生物药物、局部麻醉药物、中枢神经系统药物、心血管系统药物、影响自体活性物质的药物、作用于消化系统的药物、作用于呼吸系统药物、传出神经系统药物、血液及造血系统药物、内分泌系统药物、维生素类药物等各类常用药物的通用名、药理作用、临床用途、主要不良反应及用药注意事项、禁忌证等相关基础知识<br>**主要教学要求：**<br>通过学习和训练，学生能简述药品的基本概念及范畴；能说出常用药物的通用名、主要性质、贮存方法、作用、用途、毒副反应及用药注意事项、禁忌证等；能按临床应用对药物进行分类；能正确区分处方药与非处方药；能读懂药品说明书 | **考核项目：**<br>常用药物的分类，处方药与非处方药辨识，药品说明书的理解<br>**考核要求：**<br>达到药物检验员职业技能等级证书（四级）的相关要求 | 72 |

（续表）

| 序号 | 课程名称 | 主要教学内容与要求 | 技能考核项目与要求 | 参考学时 |
|---|---|---|---|---|
| 4 | 食品营养与卫生 | **主要教学内容：**<br>能量和营养素,食品营养及食品营养价值的评价方法,膳食结构类型、特点以及合理营养配餐的基本原则和具体要求,食品的污染指标及其预防措施,食物中毒的概念、分类、特征以及常见的食物中毒的预防措施,食品安全的质量管理、生产规范以及各类食品的卫生要求等相关基础知识<br>**主要教学要求：**<br>通过学习和训练,学生能通过简易膳食调查,了解客户日常食物和营养素摄入情况,并据此进行膳食营养分析和评价;能根据客户营养调查和营养状况测定结果,制订相应的营养饮食计划;能配合营养师为客户日常食物摄入、体力活动水平等提供咨询服务;能熟练识别各类食物的卫生问题及污染途径,并采取相应预防措施;能熟练识别食物中毒的种类,并正确处理相应的食物中毒 | **考核项目：**<br>膳食营养分析和评价,制订营养饮食计划,识别食物的卫生问题及污染途径并采取相应的预防措施<br>**考核要求：**<br>达到食品检验管理职业技能等级证书(初级)的相关要求 | 72 |
| 5 | 仪器分析技术 | **主要教学内容：**<br>电化学分析法、紫外-可见分光光度法、红外分光光度法、原子吸收分光光度法、薄层色谱法、气相色谱法、液相色谱法的原理和应用等相关基础知识和基本技能<br>**主要教学要求：**<br>通过学习和训练,学生能按规程用直接电位法测定溶液的 pH 值;能按规程使用电位滴定仪和永停滴定仪进行样品含量测定;能按规程操作紫外-可见分光光度计、红外分光光度计和原子吸收分光光度计进行样品的定性和定量分析;能按规程操作薄层扫描仪进行定性分析;能按规程使用气相色谱仪和高效液相色谱仪完成样品的定性和定量分析;能规范地记录实验数据,计算检验结果 | **考核项目：**<br>pH 值测定,使用电位滴定仪、永停滴定仪、紫外-可见分光光度计、液相色谱仪测定样品,对分析结果进行计算与处理<br>**考核要求：**<br>达到药物检验员职业技能等级证书(四级)、食品检验管理职业技能等级证书(初级)的相关要求 | 72 |

（续表）

| 序号 | 课程名称 | 主要教学内容与要求 | 技能考核项目与要求 | 参考学时 |
|---|---|---|---|---|
| 6 | 微生物检验技术 | **主要教学内容：**<br>实验室安全防护、微生物形态观察、微生物接种与培养、生产环境微生物检验、药品无菌检查、微生物总数检查、控制菌检查、抗生素效价测定等相关基础知识和基本技能<br>**主要教学要求：**<br>通过学习和训练，学生能严格遵守无菌操作规程；能完成细菌的染色，并使用显微镜对其进行形态观测；能按规程制备培养基，并使用接种工具进行微生物的接种；能按规程进行无菌检查；能按规程进行细菌、霉菌总数测定、结果观察判断；能按规程进行大肠杆菌等控制菌的检查；能按规程进行抗生素效价测定；能及时规范地记录实验数据，正确撰写检验报告 | **考核项目：**<br>微生物染色和形态观察，划线接种，菌落总数计数，大肠菌群计数，霉菌和酵母菌计数<br>**考核要求：**<br>达到药物检验员职业技能等级证书（四级）、食品检验管理职业技能等级证书（初级）的相关要求 | 72 |
| 7 | 药品食品法规 | **主要教学内容：**<br>药品食品监督管理部门及其职能、国家药品食品法规体系、《中华人民共和国药品管理法》、我国药品相关法律法规、《中华人民共和国食品安全法》、我国食品相关法律法规及标准、国际食品法规及标准等相关基础知识<br>**主要教学要求：**<br>通过学习和训练，学生能识别药品食品法律法规监管的范畴，读懂相关的药品食品监管的法律法规；能依据药品管理法及实施条例的知识判断假药、劣药；能遵循药品食品生产质量管理的基本原则要求；能依据相关法规正确区分处方药与非处方药分，列举特殊药品的管理要求；能运用食品安全法及实施条例知识辨别生活中常见食品的质量安全状况 | **考核项目：**<br>法律法规的适用范围，药品管理法和食品安全法的应用案例分析<br>**考核要求：**<br>达到药物检验员职业技能等级证书（四级）、食品检验管理职业技能等级证书（初级）的相关要求 | 54 |

| 序号 | 课程名称 | 主要教学内容与要求 | 技能考核项目与要求 | 参考学时 |
|---|---|---|---|---|
| 8 | 药物制剂技术 | **主要教学内容：**<br>药物制剂的概念、特点及分类，液体制剂、制药用水、注射剂、散剂和颗粒剂、片剂、胶囊剂、软膏剂和乳膏剂、栓剂的特点、质量要求和制备方法等相关基础知识和基本技能<br>**主要教学要求：**<br>通过学习和训练，学生能说出药物制剂的常用术语；能说出常见的剂型并运用相应的质量标准；能按标准操作规程，检查固体制剂制备过程中的产品质量；能正确及时填写制备和检验记录 | **考核项目：**<br>液体制剂、固体制剂制备过程中的质量检验、制药用水的质量检验<br>**考核要求：**<br>达到药物检验员职业技能等级证书（四级）的相关要求 | 72 |
| 9 | 实验室管理 | **主要教学内容：**<br>取样、留样管理和稳定性试验、检验流程管理、试剂和试液的管理、标准品和对照品的管理、菌种管理、分析仪器的管理、受控文件管理、实验室信息管理系统（LIMS）应用等相关基础知识和基本技能<br>**主要教学要求：**<br>通过学习和训练，学生能按规程进行取样控制、留样管理；能按规程管理试剂及试液、标准品及对照品、菌种；能按规程对实验室设备和分析要求进行维护管理；能按规程保管实验室原始记录；能了解实验室信息管理系统 | **考核项目：**<br>试剂及试液的管理，标准品及对照品的管理，菌种的管理，分析仪器的管理<br>**考核要求：**<br>达到药物检验员职业技能等级证书（四级）、食品检验管理职业技能等级证书（初级）的相关要求 | 36 |
| 10 | 药品生产质量管理规范 | **主要教学内容：**<br>药品生产质量管理规范（GMP）的法律地位以及企业实施GMP的重要性、个人卫生管理、厂房设施设备管理、仪器设备管理、物料管理、生产过程管理、药品检验管理、文件管理、GMP监控、GMP现场检查等相关基础知识<br>**主要教学要求：**<br>通过学习和训练，学生能理解GMP的法律地位以及企业实施GMP的重要性；能按要求执行个人卫生管理；能按规程对四大功能区进行管理；能按规程对厂房设施、设备进行清洁和消毒；能按规程接收、保管、发放物料；能按岗位标准操作规程进行生产操作；能规范记录文件和保管文件；能发现并清除污染源 | **考核项目：**<br>更衣和消毒，生产设备的清洁和消毒，物料接收和发放，物料贮存和生产过程中防止污染，生产过程的质量控制关键点<br>**考核要求：**<br>达到药物检验员职业技能等级证书（四级）的相关要求 | 36 |

（续表）

| 序号 | 课程名称 | 主要教学内容与要求 | 技能考核项目与要求 | 参考学时 |
|---|---|---|---|---|
| 11 | 药物分析技术 | **主要教学内容：**<br>样品的收取流程，质量标准的分类以及《中华人民共和国药典》结构和内容，原料药的性状观测、鉴别、杂质检查和含量测定的原理和方法，片剂、胶囊剂、注射剂的鉴别、特性检查、含量测定等相关基础知识和基本技能，数据记录与检验报告撰写以及实验室清洁清场等相关基本知识<br>**主要教学要求：**<br>通过学习和训练，学生能查阅和使用《中华人民共和国药典》；能正确说出药物分析的程序；能按规程用化学分析及仪器分析的方法对原料药进行鉴别、杂质检查和含量测定；能按规程对片剂、胶囊剂和注射液进行鉴别、特性检查和含量测定；能按规程使用电脑系统或软件对实验数据进行处理，并核对计算结果；能正确撰写检验报告；能完成实验室的清洁清场 | **考核项目：**<br>药品的性状观测，药品的鉴别，药品的检查，药品的含量测定<br>**考核要求：**<br>达到药物检验员职业技能等级证书（四级）的相关要求 | 108 |
| 12 | 食品理化分析 | **主要教学内容：**<br>食品感官检验方法，食品营养成分（蛋白质、脂肪、糖、抗坏血酸、粗纤维）测定的原理、方法、操作规程及注意事项，食品添加剂（亚硝酸盐）测定的原理、方法和流程，食品中铅含量测定的原理和方法，食品中氨基甲酸酯类农药残留检测的原理和方法<br>**主要教学要求：**<br>通过学习和训练，学生能正确选择和识读食品安全国家标准；能根据测定标准和要求，正确选用器具和容器；能按规程测定食品中的粗纤维、脂肪、蛋白质、糖、抗坏血酸等营养物质；能按规程测定食品中的铅、亚硝酸盐等有害物质；能按测定标准要求规范记录数据，科学处理数据，撰写实验报告 | **考核项目：**<br>脂肪测定，蛋白质测定，糖测定，抗坏血酸测定，亚硝酸盐测定<br>**考核要求：**<br>达到食品检验管理职业技能等级证书（初级）的相关要求 | 108 |

## 指导性教学安排

### 1. 指导性教学安排

| 课程分类 | | 课 程 名 称 | 总学时 | 学分 | 各学期周数、学时分配 | | | | | |
|---|---|---|---|---|---|---|---|---|---|---|
| | | | | | 1 | 2 | 3 | 4 | 5 | 6 |
| | | | | | 18周 | 18周 | 18周 | 18周 | 18周 | 18周 |
| 公共必修课程 | 思想政治 | 中国特色社会主义 | 36 | 2 | 2 | | | | | |
| | | 心理健康与职业生涯 | 36 | 2 | | | 2 | | | |
| | | 哲学与人生 | 36 | 2 | | | | 2 | | |
| | | 职业道德与法治 | 36 | 2 | | | | 2 | | |
| | | 语文 | 216 | 12 | 4 | 4 | 4 | | | |
| | | 数学 | 216 | 12 | 4 | 4 | 4 | | | |
| | | 英语 | 216 | 12 | 4 | 4 | 4 | | | |
| | | 信息技术 | 108 | 6 | | | 2 | 4 | | |
| | | 体育与健康 | 180 | 10 | 2 | 2 | 2 | 2 | 2 | |
| | | 历史 | 72 | 4 | 2 | 2 | | | | |
| | | 化学 | 144 | 8 | 4 | 4 | | | | |
| | | 艺术 | 36 | 2 | 2 | | | | | |
| | | 劳动专题教育 | 18 | 1 | 1 | | | | | |
| 专业必修课程 | | 职业健康与安全 | 36 | 2 | | 2 | | | | |
| | | 化学分析技术 | 72 | 4 | | | 4 | | | |
| | | 药学基础 | 72 | 4 | | | | 4 | | |
| | | 食品营养与卫生 | 72 | 4 | | | | 4 | | |
| | | 仪器分析技术 | 72 | 4 | | | | 4 | | |
| | | 微生物检验技术 | 72 | 4 | | | | 4 | | |
| | | 药品食品法规 | 54 | 3 | | | | 3 | | |
| | | 药物制剂技术 | 72 | 4 | | | | 4 | | |
| | | 实验室管理 | 36 | 2 | | | | | 2 | |
| | | 药品生产质量管理规范 | 36 | 2 | | | | | 2 | |
| | | 药物分析技术 | 108 | 6 | | | | | 6 | |
| | | 食品理化分析 | 108 | 6 | | | | | 6 | |
| | | 综合实训 | 36 | 2 | | | | | 2 | |
| 选修课程 | | | 324 | 18 | 由各校自主安排 | | | | | |
| 岗位实习 | | | 600 | 30 | | | | | | 30 |
| 合计 | | | 3120 | 170 | 28 | 28 | 28 | 28 | 28 | 30 |

### 2. 关于指导性教学安排的说明

（1）本教学安排是三年制指导性教学安排。每学年为 52 周，其中教学时间 40 周（每学期有效教学时间 18 周），周有效学时为 28—30 学时，岗位实习一般按每周 30 小时（1 小时折合 1 学时）安排，三年总学时数为 3000—3300 学时。

（2）实行学分制的学校一般按 16—18 学时为 1 学分进行换算，三年制总学分不得少于170。军训、社会实践、入学教育、毕业教育等活动以 1 周为 1 学分，共 5 学分。

（3）公共必修课程的学时数一般占总学时数的三分之一，不低于 1000 学时。公共必修课程中的思想政治、语文、数学、英语、信息技术、体育与健康、历史和艺术等课程，严格按照教育部和上海市教育委员会颁布的相关学科课程标准实施教学。除了教育部和上海市教委规定的必修课程之外，各校可根据学生专业学习需要，开设其他公共基础选修课程或选修模块。

（4）专业课程的学时数一般占总学时数的三分之二，其中岗位实习原则上安排一学期。要认真落实教育部等八部门印发的《职业学校学生实习管理规定》，在确保学生实习总量的前提下，学校可根据实际需要集中或分阶段安排实习时间。

（5）选修课程占总学时数的比例不少于 10%，由各校根据专业培养目标，自主开设专业特色课程。

（6）学校可根据需要对课时比例进行适当的调整，实行弹性学制的学校（专业）可根据实际情况安排教学活动的时间。

（7）学校以实习实训课为主要载体开展劳动教育，其中劳动精神、劳模精神、工匠精神专题教育不少于 16 学时。

## 专业教师任职资格

1. 具有中等职业学校及以上教师资格证书。

2. 具有本专业高级工及以上职业资格证书或相应技术职称。

## 实训（实验）装备

### 1. 化学实验室

功能：适用于药品食品检验专业的化学、化学分析技术等课程的实训教学，能同时满足40 名学生的学习、实践。

主要设备装备标准（按一个标准班 40 人配置）：

| 序号 | 设备名称 | 用　　途 | 单位 | 基本配置 | 适用范围（职业技能训练项目） |
|---|---|---|---|---|---|
| 1 | 滴定装置 | 滴定分析 | 套 | 40 | 1. 酸碱滴定<br>2. 沉淀滴定<br>3. 配位滴定<br>4. 氧化还原滴定<br>5. 药物提纯 |
| 2 | 搅拌器 | 对液体进行搅拌、混合 | 套 | 20 | |
| 3 | 真空泵 | 抽真空 | 台 | 10 | |
| 4 | 恒温水浴锅 | 用于蒸馏、干燥、浓缩及对化学品或生物产品等恒温加热 | 个 | 10 | |
| 5 | 电加热器 | 化学反应加热 | 个 | 10 | |
| 6 | 旋转蒸发仪 | 减压条件下连续蒸馏大量易挥发性溶剂 | 台 | 10 | |
| 7 | 常用玻璃仪器 | 化学反应、滴定分析 | 套 | 40 | |

### 2. 称量实验室

功能：适用于药品食品检验专业的基准物质、试剂、样品等称量，化学分析技术、仪器分析技术、药物分析技术、食品理化分析等课程的实训教学，能同时满足 40 名学生的学习、实践。

主要设备装备标准（按一个标准班 40 人配置）：

| 序号 | 设备名称 | 用　　途 | 单位 | 基本配置 | 适用范围（职业技能训练项目） |
|---|---|---|---|---|---|
| 1 | 万分之一电子分析天平 | 称取物质质量 | 台 | 40 | 1. 样品称量<br>2. 重量差异检查<br>3. 装量差异检查 |
| 2 | 干燥器 | 保持样品干燥 | 套 | 10 | |
| 3 | 称量瓶 | 供试品称量 | 套 | 40 | |
| 4 | 除湿机 | 室内保持一定湿度 | 台 | 1 | |
| 5 | 空调 | 室内保持一定温度 | 台 | 1 | |

### 3. 仪器分析实验室

功能：适用于药品食品检验专业的仪器分析技术、药物分析技术、食品理化分析等课程的实训教学，能同时满足 40 名学生的学习、实践。

主要设备装备标准（按一个标准班 40 人配置）：

| 序号 | 设备名称 | 用　　途 | 单位 | 基本配置 | 适用范围(职业技能训练项目) |
|---|---|---|---|---|---|
| 1 | 电位滴定仪 | 样品含量测定 | 套 | 10 | |
| 2 | pH 计 | pH 值测定 | 台 | 20 | |
| 3 | 紫外-可见分光光度计 | 定性分析和定量分析 | 台 | 10 | |
| 4 | 红外光谱仪 | 定性分析 | 台 | 2 | 1. pH 值测定 |
| 5 | 高效液相色谱仪 | 定性分析和定量分析 | 台 | 5 | 2. 药品的鉴别 |
| 6 | 纯水机 | 纯化水制备 | 台 | 2 | 3. 杂质检查 |
| 7 | 超声波清洗器 | 器械清洗及溶液脱气 | 台 | 2 | 4. 含量测定 |
| 8 | 气相色谱仪 | 定性分析和定量分析 | 台 | 2 | |
| 9 | 原子吸收分光光度计 | 定量分析 | 台 | 2 | |

### 4. 物理常数测定室

功能:适用于药品食品检验专业的药物分析技术、食品理化分析课程的实训教学,能同时满足 40 名学生的学习、实践。

主要设备装备标准(按一个标准班 40 人配置):

| 序号 | 设备名称 | 用　　途 | 单位 | 基本配置 | 适用范围(职业技能训练项目) |
|---|---|---|---|---|---|
| 1 | 旋光仪 | 旋光度和比旋度测定 | 台 | 10 | 1. 熔点测定 |
| 2 | 熔点仪 | 熔点测定 | 台 | 10 | 2. 旋光度测定 |
| 3 | 折光仪 | 折光率测定 | 台 | 10 | 3. 折光率测定 |
| 4 | 电导率仪 | 电导率测定 | 台 | 10 | 4. 电导率测定 |
| 5 | 黏度计 | 黏度测定 | 台 | 10 | 5. 黏度测定 |

### 5. 微生物检验实验室

功能:适用于药品食品检验专业的微生物检验课程的实训教学,能同时满足 40 名学生的学习、实践。

主要设备装备标准(按一个标准班 40 人配置):

| 序号 | 设备名称 | 用　　途 | 单位 | 基本配置 | 适用范围（职业技能训练项目） |
|---|---|---|---|---|---|
| 1 | 高压蒸汽灭菌锅 | 高压灭菌 | 套 | 2 | 1. 革兰氏染色<br>2. 微生物形态观察<br>3. 微生物接种与培养<br>4. 微生物计数 |
| 2 | 微生物培养箱 | 微生物培养 | 台 | 2 | |
| 3 | 水浴锅 | 对化学品或生物产品等恒温加热 | 台 | 10 | |
| 4 | 集菌仪 | 无菌检查 | 台 | 4 | |
| 5 | 移液器 | 试液精密移取 | 套 | 40 | |
| 6 | 摇床 | 微生物振荡培养 | 台 | 1 | |
| 7 | 显微镜 | 微生物形态观察 | 台 | 40 | |
| 8 | 示教显微镜 | 微生物形态观察 | 台 | 2 | |
| 9 | 微生物限度检测仪 | 微生物限度检查 | 台 | 1 | |
| 10 | 超净台 | 提供局部无尘无菌工作环境 | 套 | 10 | |
| 11 | 干热灭菌器 | 耐高温的玻璃器皿和金属制品等干燥灭菌 | 台 | 1 | |
| 12 | 冰箱 | 试剂或样品低温保藏 | 台 | 1 | |

## 6. 药品检验实验室

功能:适用于药品食品检验专业的药物分析技术课程的实训教学,能同时满足40名学生的学习、实践。

主要设备装备标准(按一个标准班40人配置):

| 序号 | 设备名称 | 用　　途 | 单位 | 基本配置 | 适用范围（职业技能训练项目） |
|---|---|---|---|---|---|
| 1 | 万分之一电子分析天平 | 称取物质质量 | 台 | 4 | 1. 脆碎度检查<br>2. 溶出度测定<br>3. 崩解时限检查<br>4. 融变时限检查<br>5. 澄明度检查<br>6. 水分测定<br>7. 不溶性微粒检查<br>8. 干燥失重 |
| 2 | 恒温恒湿箱 | 稳定性试验 | 台 | 2 | |
| 3 | 溶出仪 | 溶出度测定 | 台 | 5 | |
| 4 | 澄明度仪 | 澄明度检查 | 台 | 5 | |
| 5 | 脆碎度仪 | 脆碎度测定 | 台 | 5 | |
| 6 | 崩解仪 | 崩解时限检查 | 台 | 5 | |
| 7 | 融变时限仪 | 融变时限测定 | 台 | 5 | |
| 8 | 水分测定仪 | 水分测定 | 台 | 5 | |
| 9 | 不溶性微粒检测仪 | 不溶性微粒检测 | 台 | 10 | |
| 10 | 涡旋仪 | 样品混合 | 台 | 5 | |
| 11 | 马弗炉 | 灰分测定、炽灼残渣 | 台 | 1 | |
| 12 | 台式鼓风干燥箱 | 物品干燥、加热处理 | 台 | 2 | |

## 7. 食品检验实验室

功能:适用于药品食品检验专业的食品理化分析课程的实训教学,能同时满足 40 名学生的学习、实践。

主要设备装备标准(按一个标准班 40 人配置):

| 序号 | 设备名称 | 用　　途 | 单位 | 基本配置 | 适用范围（职业技能训练项目） |
|------|---------|---------|------|--------|------------------------|
| 1 | 凯氏定氮仪 | 蛋白质测定 | 台 | 5 | |
| 2 | 定氮蒸馏装置 | 蛋白质测定 | 套 | 20 | |
| 3 | 离心机 | 固液分离或液液分离 | 台 | 2 | |
| 4 | 索氏抽提器 | 脂肪测定 | 套 | 40 | |
| 5 | 微量滴定装置 | 滴定分析 | 套 | 40 | 1. 蛋白质测定 |
| 6 | 消解炉 | 样品加热处理 | 台 | 2 | 2. 脂肪测定 |
| 7 | 马弗炉 | 灰分测定 | 台 | 1 | 3. 灰分测定 |
| 8 | 粉碎机 | 样品粉碎处理 | 台 | 2 | 4. 粗纤维测定 |
| 9 | 真空泵 | 抽真空 | 台 | 2 | 5. 食品快速检测 |
| 10 | 台式鼓风干燥箱 | 物品干燥、加热处理 | 台 | 1 | |
| 11 | 恒温水浴锅 | 用于蒸馏、干燥、浓缩及对化学品或生物产品等恒温加热 | 台 | 5 | |
| 12 | 食品安全快速检测仪 | 食品快速检测 | 台 | 5 | |

# 第二部分

# 上海市中等职业学校
# 药品食品检验专业必修课程标准

## 职业健康与安全课程标准

**| 课程名称**

职业健康与安全

**| 适用专业**

中等职业学校药品食品检验专业

### 一、课程性质

本课程是中等职业学校药品食品检验专业的专业必修课程,本课程的知识和技能是从事药品食品生产和检验工作的基础,其功能是使学生掌握药品食品生产和检验过程中健康与安全方面的基本知识和技能,也为学生学习其他专业课程奠定基础。

### 二、设计思路

本课程遵循理论联系实际、学以致用的原则,根据药品与食品生产和检验的工作任务与职业能力分析结果,以药品食品生产和检验相关工作中所需的职业健康和安全管理工作任务与职业能力为依据而设置。

课程内容紧紧围绕药品食品生产和检验过程中职业健康与安全防护所需职业能力培养的需要,选取了职业健康与安全相关法律法规、废弃物处理、危险化学品安全管理、预防意外伤害、急救措施等主要内容,遵循适度够用的原则,确定相关理论知识、专业技能与要求,并融入药物检验员职业技能等级证书(四级)、食品检验管理职业技能等级证书(初级)的相关考核要求。

课程内容的组织遵循药品食品生产和检验工作有关职业健康与安全的相关管理要求,以安全与职业健康防护要求为主线,设有安全与健康的认知、危险源与职业危险因素的识别、火灾和爆炸的预防、触电事故的预防与急救、废弃物的处理、危险化学品的使用、检验岗位安全管理、职业危害事故的预防和职业病的预防 8 个学习任务。以任务为引领,通过工作任务整合相关知识、技能与职业素养。

本课程建议学时数为 36 学时。

## 三、课程目标

通过本课程的学习,学生具备药品食品安全生产和检验中职业安全以及职业健康的相关知识,能采取基本的安全防护与应急措施,达到药物检验员职业技能等级证书(四级)、食品检验管理职业技能等级证书(初级)的相关考核要求,具体达成以下职业素养和职业能力目标。

### (一) 职业素养目标

- 具有安全规范、诚实守信从事药品食品检验的职业理念。
- 逐渐养成爱岗敬业、认真负责、严谨细致、一丝不苟的职业态度。
- 具有高度的岗位安全和职业健康意识,严格遵守药品食品检验岗位操作规程。
- 具有注重细节、稳妥细致、万无一失的职业精神。

### (二) 职业能力目标

- 能按要求正确穿戴检验室服装,并正确使用个人防护装备。
- 能识别各类警告标识、禁止标识和提示标识等。
- 能迅速判断和处置常见的危险源与职业危险因素。
- 能实施心脏复苏术及止血、包扎、固定、搬运等急救措施。
- 能根据危险化学品的性质进行应急处理。
- 能识别检验操作中的各类风险点。
- 能按规程分类并初步处理检验过程中产生的废液、废气及废物。
- 能在检验过程中进行安全检查,及时规范地填写记录并上报。
- 能定期检查岗位健康、安全状况,做好慢性中毒、噪声聋、辐射等慢性病预防工作。

## 四、课程内容与要求

| 学习任务 | 技能与学习要求 | 知识与学习要求 | 参考学时 |
|---|---|---|---|
| 1. 安全与健康的认知 | 1. 职业健康与安全法律法规检索<br>● 能检索药品和食品行业有关职业健康与安全的法律法规<br>● 能根据具体情况判断法律法规的适用性<br><br>2. 逃生路线规划<br>● 能简述工作环境指示图所示的工作环境<br>● 能简述紧急逃生路线图所示的逃生路线<br><br>3. 个人防护装备穿戴<br>● 能按要求选择个人防护装备<br>● 能按要求正确穿戴工作服装、手套、护目镜等防护装备 | 1. 职业健康与安全的含义<br>● 说出职业健康的含义<br>● 说出职业安全的含义<br>2. 职业健康与安全相关的法律法规<br>● 列举药品和食品行业关于职业健康与安全的法律法规<br>3. 逃生路线图的辨识<br>● 能识读工作环境指示图和紧急逃生路线图<br>● 能根据工作环境选择紧急逃生路线<br>4. 实验室防护要求与注意事项<br>● 说出实验室的防护要求<br>● 说出工作服装、手套及护目镜的作用和使用注意事项 | 4 |
| 2. 危险源与职业危险因素的识别 | 1. 危险源识别<br>● 能识别药品检验操作中常见的危险源<br>● 能识别食品检验操作中常见的危险源<br><br>2. 职业危险因素识别<br>● 能识别药品检验操作中常见的职业危险因素,如有毒物质<br>● 能识别食品检验操作中常见的职业危险因素,如微生物超标 | 1. 危险源<br>● 举例说明药品检验操作中可能引发职业健康与安全事故的危险源<br>● 举例说明食品检验操作中可能引发职业健康与安全事故的危险源<br>2. 职业危险因素<br>● 举例说明药品检验操作中可能引发职业病的职业危险因素<br>● 举例说明食品检验操作中可能引发职业病的职业危险因素 | 2 |
| 3. 火灾和爆炸的预防 | 1. 防火检查<br>● 能判断防火措施和灭火工具是否适用于危险源<br>● 能按要求检查检验岗位的防火措施和灭火工具,确认符合要求 | 1. 火灾的危险性分类<br>● 说出火灾的危险性分类<br>2. 火灾的引发条件和逃生要点<br>● 列举引发火灾的条件<br>● 说出火灾逃生的要点<br>3. 防火措施和灭火工具<br>● 列举检验岗位常用的防火措施<br>● 列举检验岗位常用的灭火工具 | 4 |

（续表）

| 学习任务 | 技能与学习要求 | 知识与学习要求 | 参考学时 |
|---|---|---|---|
| 3. 火灾和爆炸的预防 | 2. 防爆检查<br>● 能判断防爆措施是否适用于危险源<br>● 能按要求检查检验岗位的防爆措施,确认符合要求 | 4. 爆炸的分类与危险区域<br>● 说出爆炸的分类<br>● 列举爆炸的危险区域,并说出划分标准<br>5. 引起爆炸的主要因素<br>● 列举引起爆炸的主要因素<br>6. 防爆措施<br>● 列举检验岗位常用的防爆措施 | |
| 4. 触电事故的预防与急救 | 1. 触电事故预防<br>● 能按要求正确选择触电防护设备<br>● 能按要求采用正确的触电防护措施 | 1. 触电伤害的种类和程度<br>● 列举触电伤害的种类<br>● 说出触电伤害程度的影响因素<br>2. 触电的防护措施<br>● 举例说明各类触电的防护措施 | 4 |
| | 2. 触电事故急救<br>● 能迅速判断触电事故<br>● 遇触电事故,能用正确的方法实施急救 | 3. 触电事故的判断依据<br>● 说出触电事故的判断依据<br>4. 触电事故的急救措施<br>● 描述触电事故的急救措施 | |
| 5. 废弃物的处理 | 1. 废弃物辨识<br>● 能判断检验后的废弃物<br>● 能识别废弃物的类别 | 1. 液体废弃物的污染控制指标<br>● 说出检验操作中液体废弃物的污染控制指标<br>2. 气体废弃物的种类<br>● 说出检验后主要气体废弃物的种类<br>3. 固体废弃物的来源<br>● 列举检验操作中固体废弃物的主要来源 | 4 |
| | 2. 废弃物的处理<br>● 能按规程正确处理液体废弃物<br>● 能按规程正确处理气体废弃物<br>● 能按规程正确处理固体废弃物 | 4. 液体废弃物的处理措施<br>● 简述检验后液体废弃物的处理方法和流程<br>5. 气体废弃物的处理措施<br>● 简述检验后气体废弃物的处理方法和流程<br>6. 固体废弃物的处理措施<br>● 简述检验后各类常见固体废弃物的处理方法和流程 | |

(续表)

| 学习任务 | 技能与学习要求 | 知识与学习要求 | 参考学时 |
|---|---|---|---|
| 6. 危险化学品的使用 | 1. 危险化学品的识别<br>● 能识别检验操作中常见的危险化学品<br>● 能根据危险化学品的类别进行防护 | 1. 危险化学品的分类<br>● 说出检验岗位常用的危险化学品的分类<br>2. 危险化学品的危害<br>● 简述危险化学品的危害 | 4 |
|  | 2. 危险化学品的使用和管理<br>● 能识别危险化学品标志<br>● 能按要求规范领用、运输、贮存危险化学品 | 3. 危险化学品的安全标志<br>● 列举危险化学品的各种安全标志，并说明其含义<br>4. 危险化学品领用、运输、贮存的安全措施<br>● 简述危险化学品领用、运输、贮存的安全措施 |  |
|  | 3. 接触危险化学品的个人防护<br>● 能遵守企业对员工的行为规范要求<br>● 能按操作规程正确穿戴并使用个人防护用品 | 5. 接触危险化学品时的行为规范<br>● 简述员工接触危险化学品时的行为规范要求<br>6. 接触危险化学品常用的个人防护用品<br>● 列举接触危险化学品时常用的个人防护用品，并说出其穿戴方法和使用要求<br>● 说出危险化学品常见事故的应急处理方法 |  |
| 7. 检验岗位安全管理 | 1. 检验操作安全管理<br>● 能判断检验过程中各种常见操作的风险点<br>● 能按要求采用正确的实验室防护措施 | 1. 检验室安全管理要求与操作注意事项<br>● 说出检验室安全管理要求<br>● 简述检验室安全操作注意事项 | 8 |
|  | 2. 生物实验室安全管理<br>● 能按要求对致病菌进行防护<br>● 能判断微生物检验过程中各种常见操作的风险点 | 2. 生物实验室安全<br>● 说出生物实验室的类型和安全级别<br>● 说出生物危害的途径 |  |
|  | 3. 仪器设备的使用和维护保养<br>● 能按要求操作生物安全柜、高压灭菌锅等生物实验仪器<br>● 能按要求对检验岗位常用的仪器设备进行维护保养 | 3. 仪器设备的使用注意事项和维护保养方法<br>● 说出生物安全柜、高压灭菌锅的使用注意事项<br>● 简述检验岗位常用仪器设备的维护保养方法 |  |

（续表）

| 学习任务 | 技能与学习要求 | 知识与学习要求 | 参考学时 |
|---|---|---|---|
| 7. 检验岗位安全管理 | 4. 实施急救措施<br>● 能在事故现场实施心脏复苏术及止血、包扎、固定、搬运等急救措施<br>● 能在事故现场协助医护人员实施急救措施 | 4. 现场急救装置的使用方法<br>● 说出洗眼器、紧急喷淋装置、通风橱装置等急救装置的使用方法<br>● 描述事故现场急救的物资储备、基本原则与急救措施 | |
| 8. 职业危害事故的预防和职业病的预防 | 1. 中毒事故的预防<br>● 能识别检验操作中常见的有毒物质<br>● 能在检验过程中，按要求采取正确的综合防毒措施 | 1. 有毒物质的含义、分类和作用条件<br>● 说出有毒物质的含义、分类和作用条件<br>2. 检验岗位的有毒物质<br>● 列举检验岗位常见的有毒物质及其危害<br>3. 防毒技术措施<br>● 简述检验操作中常用的防毒技术措施和防毒管理措施<br>● 描述从业人员采用的个体防毒措施<br>4. 生产性粉尘危害及其防护措施<br>● 列举生产性粉尘危害的种类及其对人体的危害<br>● 列举应对粉尘危害的预防措施 | 6 |
| | 2. 振动和噪声的预防<br>● 能识别检验操作中的振动和噪声污染<br>● 能在检验过程中，按要求采取正确的防振防噪措施 | 5. 振动和噪声危害及其防护措施<br>● 说出振动和噪声的危害<br>● 列举应对振动和噪声危害的防护措施 | |
| | 3. 辐射危害的预防<br>● 能识别检验操作中的辐射危害<br>● 能在检验过程中，按要求采取正确的防辐射措施 | 6. 辐射危害及防护措施<br>● 说出电磁辐射的含义及电磁辐射污染的危害性<br>● 说出电离辐射的危害及其防护措施 | |
| | 4. 岗位职业病的预防<br>● 能在药品食品生产和检验过程中按规范做好防护，预防职业病<br>● 能根据症状初步判断与检验岗位相关的职业病，如慢性中毒、噪声聋、辐射等 | 7. 职业病及其影响因素<br>● 说出职业病的含义<br>● 列举影响从业人员健康的因素<br>8. 常见职业病及预防措施<br>● 列举从业人员常见的职业病及其对人体的损害<br>● 说出职业病的预防措施<br>9. 影响心理健康的主要因素<br>● 列举影响从业人员心理健康的主要因素<br>● 说出从业人员心理健康保护的主要措施 | |
| 总学时 | | | 36 |

## 五、实施建议

### （一）教材编写与选用建议

1. 应依据本课程标准编写教材或选用教材，从国家和市级教育行政部门发布的教材目录中选用教材，优先选用国家和市级规划教材。

2. 教材要充分体现育人功能，紧密结合教材内容、素材，有机融入安全环保等课程思政要求，将课程思政内容与专业知识、技能有机统一。

3. 教材编写应遵循中职学生的认知特点和学习规律，以及中职学校人才培养的特点，以学生的思维方式设计教材结构和组织教材内容。

4. 教材编写应以职业能力为逻辑线索，按照职业能力培养由易到难、由简单到复杂、由单一到综合的规律，确定教材各部分的目标、内容，并进行相应的任务、活动设计等，从而建立起一个结构清晰、层次分明的教材结构体系。

5. 教材在整体设计和内容选取时，要紧跟职教改革要求以及医药行业和食品行业标准，旨在激发学生学习兴趣，拓展相关知识，及时融入岗位所需的新标准、环境保护、职业安全等相关内容，吸收先进的产业文化和优秀的企业文化，使教材更贴近专业发展，适应全面育人的需要。

6. 教材文字表述要精练、准确，内容展现应做到图文并茂，力求易学、易懂，让学生在使用教材时有亲切感、真实感，进而增强教材对学生的吸引力。

### （二）教学实施建议

1. 切实推进课程思政建设，寓价值观引导于知识传授和能力培养之中，帮助学生塑造正确的世界观、人生观、价值观。要深入梳理教学内容，结合课程特点，深入挖掘课程思政元素，有机融入课程教学，达到润物无声的育人效果。

2. 教学要充分体现职业教育"实践导向、任务引领、理实一体、做学合一"的课改理念，紧密联系企业生产生活实际，通过企业职业健康与安全相关的案例分析，加强理论教学与实践教学的结合，强化化学安全、生物安全等理念教育，全面培养学生安全意识，促成学生职业能力提升和综合素养的养成。

3. 创设学习情境，利用学生在专业基础课、专业核心课上学习与实践的机会，引导学生时刻关注职业健康与安全，将职业健康与安全和专业知识融会贯通，增强学生在各种工作场合下的安全意识，建设开放的学习空间，激发学生探究问题、解决问题的兴趣和热情，引导学生在多样的工作场景和学习任务中学习和应用职业健康与安全。

4. 坚持以学生为中心的教学理念，充分尊重学生，遵循学生的认知特点和学习规律，以学为中心设计和组织教学活动，形成做学一体、师生互动的教学氛围。

5. 改变传统的灌输式教学,充分调动学生的学习兴趣、积极性和能动性,采取灵活多样的教学方式,积极探索自主学习、合作学习、问题导向式学习、体验式学习等体现教学新理念的教学方式。

6. 有效利用 PPT、微课、视频、图片等现代信息技术手段,结合题库系统、在线教学、在线作业、在线考试等,改进教学方法与手段,提升教学效果。积极利用网络资源平台拓展学习空间,丰富学习资源、教学案例等,整合多种媒介的学习内容,充分利用网络平台和信息技术工具,支持学生开展自主、合作、探究性学习,探索线上线下相结合的混合式学习。

### (三)教学评价建议

1. 以课程标准为依据,开展基于标准的教学评价。

2. 以评促教、以评促学,通过课堂教学及时评价,不断改进教学方法与手段。

3. 教学评价始终坚持德技并重的原则,构建德技融合的专业课教学评价体系,把思政和职业素养的评价内容与要求细化为具体的评价指标,有机融入专业知识与技能的评价指标体系,形成可观察、可测量的评价量表,综合评价学生的学习情况。通过有效评价,在日常教学中不断促进学生形成良好的思想品德和职业素养。

4. 注重日常教学中对学生学习的评价,充分利用过程性评价和多元评价,包括学生自评、学生互评、教师评价、企业第三方评价等,积累过程性评价数据,形成过程性评价与终结性评价相结合的评价模式。

### (四)资源利用建议

1. 注重 PPT、微课、视频、图片等教学配套资源的开发,与企业工作场景相融合,结合题库系统、在线教学、在线作业、在线考试等数字化教学服务,使教学资源更加多样化、立体化。

2. 积极开发和利用网络课程资源,充分利用诸如电子书籍、教育网站等网上信息资源,促使教学媒体从单一媒体向多种媒体转变、教学活动从信息的单向传递向双向交换转变、学生从单独学习向合作学习转变,丰富教学手段和方法,激发学生的学习兴趣,促进学生对知识的理解和掌握。

3. 产学合作开发实验实训课程资源,充分利用本行业典型的企业资源,加强产学合作,建立实习实训基地,实行工学交替,满足学生的实习实训需求,同时为学生的就业创造机会。

4. 建立本专业开放实训中心,使之具备现场教学、实验实训、职业技能等级考证的综合功能,实现教学与实训合一、教学与培训合一、教学与考证合一,满足学生综合职业能力培养的要求。

# 化学分析技术课程标准

## ▌课程名称

化学分析技术

## ▌适用专业

中等职业学校药品食品检验专业

### 一、课程性质

本课程是中等职业学校药品食品检验专业的专业必修课程,其功能是使学生掌握比较系统的化学分析的基本知识和操作技能,具备从事药品食品检验的基本操作职业能力。本课程是学生学习其他后续专业课程的基础。

### 二、设计思路

本课程遵循理实一体、任务引领、做学合一的原则,根据药品食品检验专业的工作任务与职业能力分析结果,以化学分析相关工作任务与职业能力所需的化学分析相关知识和技能为依据而设置。

课程内容紧紧围绕完成药品食品检验等相关工作所需职业能力培养的需要,选取分析天平的使用、玻璃仪器的使用、分析数据的处理、重量分析法的原理和应用、酸碱滴定等滴定分析方法的原理和应用为主要内容,遵循适度够用的原则,确定相关理论知识、专业技能与要求,并融入药物检验员职业技能等级证书(四级)、食品检验管理职业技能等级证书(初级)的相关考核要求。

课程内容的组织以化学分析的典型方法为主线,由易到难,循序渐进,设有化学分析的基本操作、重量分析法测定样品含量、酸碱滴定法测定样品含量、非水滴定法测定样品含量、沉淀滴定法测定样品含量、配位滴定法测定样品含量、氧化还原滴定法测定样品含量 7 个学习任务。以任务为引领,通过工作任务整合相关知识、技能与职业素养。

本课程建议学时数为 72 学时。

### 三、课程目标

通过本课程的学习,学生具备化学分析技术的相关理论知识,掌握电子天平的使用方法,知晓容量分析法的基本操作技能,能完成重量分析法测定样品含量、酸碱滴定法测定样品含量、非水滴定法测定样品含量、沉淀滴定法测定样品含量、配位滴定法测定样品含量、氧化还原滴定法测定样品含量等工作任务,达到药物检验员职业技能等级证书(四级)或食品检验管理职业技能等级证书(初级)的相关考核要求,具体达成以下职业素养和职业能力目标。

## (一) 职业素养目标

- 严格遵守实验室安全与卫生规范,规范穿戴实验服,佩戴护目镜和口罩,养成良好的安全操作与卫生习惯。
- 自觉遵守各类仪器设备的操作规程,具有较强的规范和质量意识。
- 如实记录实验数据,及时填写实验报告,养成正直和诚实的优良品质。
- 不怕苦不怕累,养成吃苦耐劳的品德。
- 逐渐养成爱岗敬业、认真负责、严谨细致、一丝不苟的职业态度。
- 提升检验相关技能,坚持不懈,培养精益求精、追求卓越的进取精神。

## (二) 职业能力目标

- 能分析检验误差和处理检验的原始数据。
- 能校准分析天平,并使用分析天平称量样品。
- 能正确清洗、使用和保管容量瓶、移液管、滴定管等容量分析仪器。
- 能运用重量分析法、酸碱滴定法、非水滴定法、沉淀滴定法、配位滴定法、氧化还原滴定法进行药品和食品的检测。
- 能准确及时完成实验记录并进行数据处理。
- 能正确撰写检验报告。
- 能报告并处理检验过程中的偏差和异常情况。

## 四、课程内容和要求

| 学习任务 | 技能与学习要求 | 知识与学习要求 | 参考学时 |
|---|---|---|---|
| 1. 化学分析的基本操作 | 1. 分析天平的使用<br>● 能调试分析天平<br>● 能用直接称量法和减重称量法称取样品<br>● 能按规程对分析天平进行日常的维护和保养 | 1. 分析天平的结构和原理<br>● 说出分析天平的工作原理和分类<br>● 说出分析天平的基本结构和计量性能<br>2. 分析天平的使用方法<br>● 说出分析天平使用前的准备工作和清洁工作的要求<br>● 说出直接称量和减重称量的方法<br>3. 分析天平日常维护和保养的基本要点<br>● 描述分析天平日常维护的基本要点<br>● 描述分析天平日常保养的基本要点 | 16 |

| 学习任务 | 技能与学习要求 | 知识与学习要求 | 参考学时 |
|---|---|---|---|
| 1. 化学分析的基本操作 | 2. 常用滴定分析仪器的清洗、使用和校准<br>● 能按规程清洗滴定管、容量瓶和移液管<br>● 能按规程使用滴定管、容量瓶和移液管<br>● 能按规程校准滴定管、容量瓶和移液管 | 4. 滴定分析仪器的种类<br>● 列举常用的滴定分析仪器的种类<br>5. 滴定分析仪器的使用方法和注意事项<br>● 概述滴定分析仪器的使用方法<br>● 说出滴定分析仪器的使用注意事项<br>6. 滴定管、容量瓶和移液管的校准方法及注意事项<br>● 描述滴定管、容量瓶和移液管的校准规程<br>● 说出校准过程中的注意事项 | |
| | 3. 判断分析数据<br>● 能判断实验过程中误差和偏差的来源<br>● 能判断实验过程中误差和偏差的类型<br>● 能及时规范地记录原始数据,正确计算,并规范填写实验报告<br>● 能根据检验结果判断样品是否合格 | 7. 误差的含义和分类<br>● 说出误差的含义<br>● 列举误差的类型<br>8. 误差的消除方法<br>● 说出误差消除的方法<br>9. 准确度和精密度的含义及其之间的关系<br>● 记住准确度和精密度的含义<br>● 说出准确度和精密度的关系<br>10. 准确度和精密度的衡量参数<br>● 列举准确度的衡量参数(绝对误差、相对误差)的含义和表示形式<br>● 列举精密度的衡量参数(偏差、相对偏差)的含义和表示形式<br>11. 准确度和精密度的计算方法<br>● 记住准确度(绝对误差、相对误差)的计算方法<br>● 记住精密度(绝对偏差、相对偏差、相对平均偏差、标准偏差、相对标准偏差)的计算方法<br>12. 分析数据的处理方法<br>● 说出有效数字位数的判断方法<br>● 概述有效数字的修约规则和运算规则 | |

（续表）

| 学习任务 | 技能与学习要求 | 知识与学习要求 | 参考学时 |
|---|---|---|---|
| 1. 化学分析的基本操作 | 4. 化学实验室的安全防护<br>● 能正确操作易燃易爆试剂<br>● 能正确回收存放固体和液体试剂<br>● 能使用正确的防护措施操作实验<br>● 能在实验前检查实验室安全隐患<br>● 能正确处置试剂暴露等安全事故 | 13. 实验室化学试剂的正确标识方法<br>● 说出实验室化学试剂的正确标识方法<br>14. 实验室潜在的危险及不稳定的样品的处理方法<br>● 概述实验室潜在的危险及不稳定的样品的处理方法<br>15. 易燃易爆试剂和有毒试剂的类型及处置方法<br>● 说出易燃易爆试剂和有毒试剂的类型<br>● 概述正确操作、回收、存放易燃易爆试剂的方法 | |
| 2. 重量分析法测定样品含量 | 1. 干燥失重测定<br>● 能按规程进行样品的干燥失重测定<br>● 能计算样品干燥失重测定结果 | 1. 重量分析法的含义、分类及特点<br>● 简述重量分析法的含义、分类及特点<br>2. 重量分析法的测定过程<br>● 说出重量分析法的测定过程<br>3. 干燥失重测定方法和要求<br>● 描述干燥失重的含义、测定方法<br>● 简述干燥失重在药检中的应用<br>4. 恒重的含义及要求<br>● 简述恒重的含义及要求 | 6 |
| | 2. 沉淀重量法测定样品含量<br>● 能按规程采用沉淀重量法测定样品的含量<br>● 能计算实验结果，并判断样品是否符合规定 | 5. 沉淀重量法的含义和测定原理<br>● 说出沉淀重量法的含义<br>● 概述沉淀重量法的测定原理<br>6. 沉淀重量法的操作方法和注意事项<br>● 说出沉淀重量法的操作方法<br>● 概述沉淀重量法的操作注意事项<br>7. 化学因素的含义和计算方法<br>● 说出化学因素的含义<br>● 说出化学因素的计算方法<br>8. 沉淀的种类及其影响因素<br>● 列举沉淀的种类<br>● 概述沉淀形成的影响因素 | |

| 学习任务 | 技能与学习要求 | 知识与学习要求 | 参考学时 |
|---|---|---|---|
| 3. 酸碱滴定法测定样品含量 | 1. 滴定液的配制<br>● 能按规程配制滴定液<br>● 能计算滴定液的浓度 | 1. 滴定分析方法的基本术语<br>● 说出滴定分析、滴定液、化学计量点、指示剂、滴定终点、滴定误差等基本术语的含义<br>2. 滴定反应的基本条件及基本要求<br>● 说出滴定反应的基本条件<br>● 说出滴定反应的基本要求<br>3. 滴定分析法的分类<br>● 描述滴定分析分类的依据<br>● 说出滴定分析四大类别<br>4. 滴定分析的滴定方式<br>● 说出直接滴定法与剩余滴定法的含义<br>● 描述置换滴定法与间接滴定法的异同点<br>5. 滴定液的配制方法及注意事项<br>● 描述滴定液的配制方法<br>● 简述滴定液配制的注意事项 | 20 |
| | 2. 滴定液标定<br>● 能按规程标定盐酸滴定液<br>● 能按规程标定氢氧化钠滴定液<br>● 能计算盐酸滴定液、氢氧化钠滴定液的浓度 | 6. 酸碱滴定曲线的含义<br>● 说出酸碱滴定曲线的含义<br>7. 酸碱指示剂的变色原理、变色范围<br>● 说出酸碱指示剂的变色原理<br>● 说出酸碱指示剂的变色范围<br>8. 常用的酸碱指示剂及酸碱指示剂的选择方法<br>● 列举常用的酸碱指示剂<br>● 说出酸碱指示剂的选择依据和选择原则<br>9. 酸碱滴定中常见滴定液的配制与标定方法<br>● 描述盐酸滴定液的配制方法和标定方法<br>● 描述氢氧化钠滴定液的配制方法和标定方法 | |
| | 3. 酸碱滴定法测定样品含量<br>● 能应用滴定液正确测定样品的含量<br>● 能及时规范地记录原始数据并计算样品的含量 | 10. 强酸强碱的滴定方法<br>● 概述强酸强碱滴定过程中的 pH 变化、指示剂的选择方法<br>● 概述强酸强碱滴定中影响滴定突跃范围的因素 | |

（续表）

| 学习任务 | 技能与学习要求 | 知识与学习要求 | 参考学时 |
|---|---|---|---|
| 3. 酸碱滴定法测定样品含量 | | 11. 一元弱酸、弱碱的滴定方法<br>● 说出强碱弱酸的滴定过程、滴定曲线<br>● 说出强酸弱碱的滴定过程、滴定曲线<br>12. 酸碱滴定的应用<br>● 列举酸碱滴定在药品检验和食品检验中的应用<br>● 简述用酸碱滴定法测定样品含量的计算方法 | |
| 4. 非水滴定法测定样品含量 | 1. 高氯酸滴定液的配制和标定<br>● 能按规程配制高氯酸滴定液<br>● 能按规程标定高氯酸滴定液<br>● 能计算高氯酸滴定液的浓度 | 1. 非水滴定的定义和测定对象<br>● 说出非水滴定的定义<br>● 列举非水测定的对象<br>2. 非水溶剂的分类和选择原则<br>● 说出非水溶剂的分类<br>● 概述非水溶剂的选择原则<br>3. 高氯酸滴定液的配制与标定方法<br>● 说出高氯酸滴定液的配制方法<br>● 说出高氯酸滴定液的标定方法 | 4 |
| | 2. 非水滴定法测定样品含量<br>● 能用高氯酸滴定液正确测定样品的含量<br>● 能判断样品是否合格 | 4. 非水滴定法的应用范围<br>● 列举非水滴定法在药品检验和食品检验中的应用<br>● 列举用非水滴定法测定弱碱的方法<br>5. 非水滴定法测定样品含量的方法<br>● 说出用非水滴定法测定样品含量的溶剂、指示剂、滴定液<br>● 说出用非水滴定法测定样品含量的计算方法和结果判断方法 | |
| 5. 沉淀滴定法测定样品含量 | 1. 硝酸银滴定液的配制和标定<br>● 能按规程配制硝酸银滴定液<br>● 能按规程标定硝酸银滴定液<br>● 能计算硝酸银滴定液的浓度 | 1. 沉淀滴定法的含义及滴定的基本条件<br>● 概述沉淀滴定法的含义<br>● 说出沉淀滴定法滴定的基本条件<br>2. 沉淀滴定法的分类依据和类型<br>● 概述沉淀滴定法的分类依据<br>● 说出沉淀滴定法的类型<br>3. 铬酸钾指示剂法的基本原理、测定对象和滴定条件<br>● 说出铬酸钾指示剂法的基本原理 | 6 |

（续表）

| 学习任务 | 技能与学习要求 | 知识与学习要求 | 参考学时 |
|---|---|---|---|
| 5. 沉淀滴定法测定样品含量 | | ● 解释铬酸钾指示剂法的测定对象和滴定条件<br>4. 铁铵矾指示剂法的基本原理、测定对象和滴定条件<br>● 说出铁铵矾指示剂法的基本原理<br>● 解释铁铵矾指示剂法的测定对象和滴定条件<br>5. 吸附指示剂法的基本原理和滴定条件<br>● 说出吸附指示剂法的基本原理<br>● 说出吸附指示剂的种类和滴定条件<br>6. 硝酸银滴定液的配制与标定方法<br>● 概述硝酸银滴定液的配制要点<br>● 说出用基准氯化钠标定硝酸银滴定液的标定方法 | |
| | 2. 沉淀滴定法测定样品含量<br>● 能按规程使用沉淀滴定法测定样品的含量<br>● 能及时规范地记录原始数据并计算<br>● 能根据检验结果判断样品是否合格 | 7. 沉淀滴定法测定样品含量的方法及注意事项<br>● 说出沉淀滴定法测定样品含量的方法<br>● 概述沉淀滴定法测定样品含量的注意事项<br>8. 沉淀滴定法测定样品含量的计算方法<br>● 说出用沉淀滴定法测定样品含量的计算方法<br>9. 沉淀滴定法的应用范围<br>● 列举沉淀滴定法在药品检验和食品检验中的具体应用 | |
| 6. 配位滴定法测定样品含量 | 1. EDTA 滴定液的配制和标定<br>● 能按规程配制 EDTA 滴定液<br>● 能按规程标定 EDTA 滴定液<br>● 能计算 EDTA 滴定液的浓度 | 1. EDTA 及 EDTA 配合物的含义和特点<br>● 说出 EDTA 及 EDTA 配合物的含义<br>● 阐述 EDTA 及 EDTA 配合物的特点<br>2. 金属指示剂的变色原理及使用条件<br>● 说出金属指示剂的变色原理<br>● 阐述常用的几种金属指示剂的使用条件<br>3. EDTA 滴定液的配制要求及标定方法<br>● 简述 EDTA 滴定液的配制要求<br>● 说出 EDTA 滴定液的标定方法 | 10 |

（续表）

| 学习任务 | 技能与学习要求 | 知识与学习要求 | 参考学时 |
|---|---|---|---|
| 6. 配位滴定法测定样品含量 | 2. 配位滴定法测定样品含量<br>● 能按规程使用配位滴定法测定样品的含量<br>● 能及时规范地记录原始数据并计算<br>● 能根据检验结果判断样品是否合格 | 4. 配位滴定法测定样品含量的方法<br>● 说出配位滴定法测定样品含量的方法及注意事项<br>● 说出用配位滴定法测定样品含量的计算方法和结果判断方法<br>5. 配位滴定法的应用<br>● 列举配位滴定法在药品检验和食品检验中的具体应用<br>● 说出水的硬度测定的原理、条件、测定的注意事项以及结果判断方法 | |
| 7. 氧化还原滴定法测定样品含量 | 1. 高锰酸钾滴定液的配制与标定<br>● 能按规程配制高锰酸钾滴定液<br>● 能按规程用基准草酸钠标定高锰酸钾滴定液<br>● 能计算高锰酸钾滴定液的浓度 | 1. 氧化还原滴定法的类型和分类依据<br>● 列举氧化还原滴定法的类型<br>● 说出氧化还原滴定法的分类依据<br>2. 高锰酸钾法的测定方法<br>● 说出高锰酸钾法的滴定条件及自身指示剂的特点<br>● 熟记高锰酸钾滴定液的配制和标定方法<br>3. 碘量法的测定方法<br>● 说出碘量法的分类和测定原理<br>● 列举直接碘量法和间接碘量法的异同点 | 10 |
| | 2. 氧化还原滴定法测定样品含量<br>● 能按规程使用氧化还原滴定法测定样品的含量<br>● 能及时规范地记录原始数据并计算<br>● 能根据检验结果判断样品是否合格 | 4. 氧化还原滴定法测定样品含量的方法及注意事项<br>● 说出氧化还原滴定法测定样品含量的方法<br>● 概述氧化还原滴定法测定样品含量的注意事项<br>5. 氧化还原滴定法测定样品含量的计算方法<br>● 说出用氧化还原滴定法测定样品含量的计算方法<br>6. 氧化还原滴定法的应用<br>● 阐述双氧水含量测定的方法<br>● 说出碘量法测定维生素 C 的方法 | |
| 总学时 | | | 72 |

## 五、实施建议

### (一)教材编写与选用建议

1. 应依据本课程标准编写教材或选用教材,从国家和市级教育行政部门发布的教材目录中选用教材,优先选用国家和市级规划教材。

2. 教材要充分体现育人功能,紧密结合教材内容、素材,有机融入课程思政要求,将课程思政内容与专业知识、技能有机统一。

3. 教材编写应遵循职业教育规律和技术技能型人才成长规律,体现中职学校人才培养的特点,以学生的思维方式设计教材结构和组织教材内容。

4. 教材要以职业能力为逻辑线索,按照能力培养从易到难、从简单到复杂、从单一到综合的规律,确定教材各部分的目标、任务,建立起一个结构清晰、层次分明的教材结构体系。

5. 教材建设要体现通用性、实用性、先进性原则,融入新技术、新方法、新标准、环境保护、职业安全等相关内容,吸收工匠精神、先进的企业文化,使教材贴近职场环境,适应全面育人的需要。

6. 教材文字表述要精练、准确,内容展现应做到图文并茂,力求简单、明了,方便学生理解化学分析相应的原理,增强教材的吸引力。

### (二)教学实施建议

1. 切实推进课程思政建设,寓价值观引导于知识传授和能力培养之中,帮助学生塑造正确的世界观、人生观、价值观。要深入梳理教学内容,结合课程特点,深入挖掘课程思政元素,有机融入课程教学,达到润物无声的育人效果。

2. 教学要充分体现职业教育"实践导向、任务引领、理实一体、做学合一"的课改理念,紧密联系企业生产实际,以检验岗位中化学分析相关的典型工作任务为载体,创设贴近药品检验和食品检验岗位的工作情境,开展理实一体的教学活动,强化学生注意化学安全、遵守法律法规等意识,培养学生尊重科学、独立思考、实事求是的意识,促成学生综合素养的提升。

3. 以学生为本,注重激发学生的学习兴趣,让学生积极参与到教学过程中,形成做学一体、师生互动的教学氛围,积极开展自主学习、合作学习、探究式学习、体验式学习等教学方式,促进学习目标的达成。

4. 有效利用以纸质教材为基础的多样化数字教学资源(如课程 PPT、习题库、微课、仿真互动等)及其他现代信息技术手段,提升教学效果。

### (三)教学评价建议

1. 以课程标准为依据,开展基于标准的教学评价。

2. 以评促教、以评促学,通过课堂教学及时评价,不断改进教学方法与手段。

3. 教学评价始终以培养全面发展的人为目标,坚持德技并重的原则,构建德技融合的专业课程教学评价体系,把思政和职业素养的评价内容与要求细化为具体的评价指标,有机融入专业知识与技能的评价指标体系,形成可操作的评价量表,综合评价学生的学习情况。通过有效评价,在日常教学中不断促进学生形成良好的思想品德和职业素养。

4. 注重日常教学过程中对学生学习的评价,充分利用过程性评价和多元评价方式,包括学生自评、学生互评、教师评价、企业第三方评价等,依托信息化教学平台积累过程性评价数据,形成过程性评价与终结性评价相结合的评价模式。

### (四) 资源利用建议

1. 注重实训指导教材的开发和应用,使教学和实践完整结合起来。

2. 注重 3D 仿真互动软件、多媒体课件、微课、精品课程、在线开放课程等信息化教学资源的开发,有效地创设形象生动的工作情境,激发学生的学习兴趣,促进学生对知识的理解和掌握,努力实现跨学校教学资源的共享。

3. 充分利用网络资源、教育网站、教学资源库以及在线开放课程等信息资源,促使教学媒体从单一媒体向多种媒体转变、教学活动从信息的单向传递向双向交换转变、学生从单独学习向合作学习转变。

4. 充分利用学校及企业的实训设施设备,校企共同建设实训基地,满足学生综合职业能力培养的要求。

# 药学基础课程标准

## 课程名称

药学基础

## 适用专业

中等职业学校药品食品检验专业

### 一、课程性质

本课程是中等职业学校药品食品检验专业的专业必修课程,其功能是使学生掌握常用药物的分类、通用名、药理作用、临床用途、不良反应及用药注意事项、禁忌证等相关知识及其在药品食品检验相关工作中的应用。本课程是学生学习其他后续专业课程的基础。

### 二、设计思路

本课程遵循理论联系实际、学以致用的原则,根据药品食品检验专业的工作任务和职业能力分析结果,以药品食品检验相关工作中所需的药物常识和应用技能为依据而设置。

课程内容紧紧围绕药品食品检验相关工作中所需的药物基本知识,包括 12 类常见药物的通用名、药理作用、临床用途、主要不良反应及用药注意事项、禁忌证等主要内容,遵循适度够用的原则,确定相关理论知识、专业技能与要求。

课程内容的组织遵循药物临床合理应用的认知规律,以提升学生药学学科核心素养为主线,设有药物的基本知识、抗病原微生物药物、局部麻醉药物、中枢神经系统药物、心血管系统药物、影响自体活性物质的药物、作用于消化系统的药物、作用于呼吸系统的药物、传出神经系统药物、血液及造血系统药物、内分泌系统药物、维生素类药物 12 个学习主题。通过学习获得必备的药学基础知识、基本技能和方法,认识药物作用规律,提升发现、分析、解决药学相关问题的能力,养成精益求精的工匠精神、严谨求实的科学态度和勇于开拓的创新意识。

本课程建议学时数为 72 学时。

## 三、课程目标

通过本课程的学习,学生具备药物的一般知识,能掌握常用药物的通用名、主要性质、药理作用、临床用途、不良反应及用药注意事项、禁忌证等基础理论知识,能按不同分类方法对药物进行分类,对常见病的合理用药、剂型选择及给药途径进行指导,具体达成以下职业素养和职业能力目标。

### (一)职业素养目标

● 具有药品质量意识和全心全意为人民服务的思想。

● 具有遵纪守法的意识,自觉遵守医药行业相关法律法规及规章制度。

● 具有药品使用的科学性及合规意识,主动关注、客观分析与药物应用相关的社会热点问题。

● 逐渐养成认真负责、严谨细致、静心专注、求真务实的职业态度。

● 正确认识药学与人类进步、社会发展及生态文明的关系,形成健康、环保的行动自觉。

### (二)职业能力目标

● 能按临床应用对药物进行分类。

● 能读懂药品说明书,正确区分处方药和非处方药。

● 能对消化系统、呼吸系统、心血管系统等常见病的合理用药进行简单指导。

● 能从微观结构探析药品作用及生命奥秘,从微观层面理解宏观现象并解释其原因。

● 能运用药物知识解决生活中的实际问题。

## 四、课程内容与要求

| 学习主题 | 内容与学习要求 | 参考学时 |
|---|---|---|
| 1. 药物的基本知识 | 1. 药物与药品的含义<br>● 说出药物、药品的含义<br>● 说出药物与药品的区别 | 12 |
| | 2. 药物的标识<br>● 说出处方药、非处方药的含义<br>● 识别处方药、非处方药的标识<br>● 列举药品、食品和保健品的批准文号 | |
| | 3. 药品的特殊性及特殊药品管理办法<br>● 说出药物的分类方法<br>● 说出药品特殊性的特点<br>● 列举特殊管理药品的类型和标识 | |

（续表）

| 学习主题 | 内容与学习要求 | 参考学时 |
|---|---|---|
| 1. 药物的基本知识 | 4. 药物的体内过程<br>● 说出吸收、分布、代谢、排泄的含义<br>● 说出吸收的主要部位及影响因素<br>● 列举影响药物分布、消除的因素 | |
| | 5. 药物代谢动力学<br>● 说出半衰期的含义及意义<br>● 说出常用的药物代谢动力学参数名称 | |
| | 6. 药物作用的两重性<br>● 说出药物作用的主要类型<br>● 说出防治作用和不良反应的概念<br>● 列举不良反应的种类 | |
| | 7. 药物的剂量—效应关系<br>● 列举药物剂量与效应的对应关系<br>● 说出治疗指数的概念 | |
| | 8. 药物的作用机制<br>● 列举药物作用机制的类型<br>● 说出受体的概念<br>● 说出激动药与拮抗药的概念 | |
| | 9. 影响药物效应的因素<br>● 说出影响药物效应的因素<br>● 说出协同作用、拮抗作用的概念及意义<br>● 记住科学合理的用药原则 | |
| 2. 抗病原微生物药物 | 1. 抗病原微生物药物概述<br>● 说出抗生素、抗菌药、抗菌谱的含义<br>● 说出耐药性、耐受性的区别<br>● 说出抗微生物药的类别和作用机制<br>● 了解微生物耐药的机制 | 14 |
| | 2. β-内酰胺类抗生素<br>● 了解β-内酰胺类抗生素的种类<br>● 说出β-内酰胺类抗生素抗菌机制及耐药机制<br>● 说出青霉素类常用药物的通用名、抗菌谱和临床应用<br>● 说出青霉素类药物常见的不良反应及用药注意事项<br>● 说出头孢菌素类常用药物的通用名、抗菌谱和临床应用<br>● 说出头孢菌素类药物常见的不良反应及用药注意事项 | |

(续表)

| 学习主题 | 内容与学习要求 | 参考学时 |
|---|---|---|
| 2. 抗病原微生物药物 | 3. 大环内酯类药物<br>● 说出大环内酯类药物的抗菌机制、抗菌谱、临床应用<br>● 说出大环内酯类药物常见的不良反应及用药注意事项 | |
| | 4. 氨基糖苷类抗生素<br>● 说出氨基糖苷类抗生素的抗菌机制、抗菌谱、临床应用<br>● 说出氨基糖苷类抗生素的不良反应及应对措施 | |
| | 5. 四环素类药物<br>● 说出常用四环素类抗生素的抗菌谱、临床应用及不良反应<br>● 说出氯霉素的抗菌谱、临床应用及不良反应 | |
| | 6. 人工合成抗菌药物<br>● 了解喹诺酮类药物的分类<br>● 说出喹诺酮类药物的作用机制、抗菌特点、临床应用、不良反应和用药注意事项<br>● 说出常用磺胺类药物的通用名、联合用药的配伍、作用机制及临床应用 | |
| | 7. 其他抗菌药<br>● 了解其他β-内酰胺类抗生素、多肽类抗生素的临床应用<br>● 了解硝基咪唑类药物的药理作用、临床应用及常见不良反应 | |
| | 8. 抗结核药<br>● 列举一些抗结核药的通用名、药理作用、临床应用、不良反应和用药注意事项<br>● 说出抗结核药物的应用原则 | |
| | 9. 抗真菌药<br>● 说出外用抗真菌药的通用名、药理作用、临床应用和不良反应 | |
| | 10. 抗病毒药<br>● 说出常用抗病毒药物的分类、通用名、临床应用<br>● 说出干扰素的作用、机制及特点<br>● 了解抗HIV的鸡尾酒疗法用药组成 | |
| | 11. 抗寄生虫药<br>● 说出代表性抗疟药的药理作用、临床应用和不良反应<br>● 了解常见抗肠道蠕虫药的药理作用、临床应用和不良反应 | |
| | 12. 抗微生物药物的合理应用原则<br>● 说出各类抗微生物药物的代表药、作用机制、作用特点及特征性不良反应<br>● 记住治疗常见感染性疾病的首选药物 | |

（续表）

| 学习主题 | 内容与学习要求 | 参考学时 |
|---|---|---|
| 3. 局部麻醉药物 | 1. 局部麻醉药物<br>● 了解局部麻醉的方式<br>● 说出常用局麻药的通用名、作用特点和临床用途<br>● 说出常用局麻药的不良反应和用药注意事项 | 2 |
| 4. 中枢神经系统药物 | 1. 镇静催眠药<br>● 说出苯二氮䓬类药物的作用机制、药理作用、临床应用、不良反应和用药注意事项<br>● 记住地西泮的作用特点、临床应用及过量的解救方法<br>● 说出巴比妥类药物的通用名、临床应用、不良反应<br>● 列举苯二氮䓬类与巴比妥类药物的异同点<br><br>2. 抗癫痫抗惊厥药物<br>● 说出苯妥英钠的药理作用、不良反应和用药注意事项<br>● 说出其他抗癫痫药物的通用名、临床应用<br>● 记住硫酸镁在不同给药途径时产生的药理效应及临床应用<br><br>3. 抗精神障碍药物<br>● 说出氯丙嗪的药理作用、临床应用、不良反应和用药注意事项等<br>● 说出常用抗躁狂症药的通用名、临床应用及不良反应<br>● 说出常用抗抑郁药的通用名、临床应用及不良反应<br>● 了解其他抗精神失常药的通用名及作用特点<br><br>4. 用于中枢神经系统退行性疾病药物<br>● 了解帕金森病的发病机制<br>● 说出抗帕金森病药的分类及代表药<br>● 说出左旋多巴的作用机制、作用特点、临床用途及不良反应<br>● 记住左旋多巴与卡比多巴联合应用的目的<br><br>5. 解热镇痛抗炎药<br>● 说出解热镇痛抗炎药的作用机制<br>● 了解解热镇痛抗炎药的分类和作用特点<br>● 说出阿司匹林的药理作用、临床用途、不良反应及用药注意事项<br>● 说出对乙酰氨基酚的药理作用、临床用途及不良反应<br><br>6. 麻醉性镇痛药<br>● 了解麻醉性镇痛药的分类<br>● 说出麻醉性镇痛药的通用名、作用机制、临床应用及不良反应<br>● 说出吗啡、哌替啶的药理作用、临床应用、不良反应和用药注意事项<br>● 列举吗啡与阿司匹林镇痛作用的不同点 | 12 |

（续表）

| 学习主题 | 内容与学习要求 | 参考学时 |
|---|---|---|
| 5. 心血管系统药物 | **1. 利尿药和脱水药**<br>● 了解利尿药的类别<br>● 说出各类利尿药的作用部位、代表药物、作用特点和不良反应<br>● 说出氢氯噻嗪的作用特点和临床应用<br>● 说出甘露醇的作用机制、药理作用和临床应用 | 6 |
| | **2. 抗高血压药物**<br>● 记住一线抗高血压药物的类别、代表药、作用特点、临床应用、不良反应和用药注意事项等<br>● 了解其他抗高血压药物的通用名、临床应用和不良反应<br>● 说出依那普利、卡托普利的作用机制、临床应用及常见不良反应<br>● 说出氯沙坦、缬沙坦的作用机制及临床应用 | |
| | **3. 抗心绞痛药物**<br>● 了解心绞痛的发病原因及治疗原则<br>● 了解抗心绞痛药物类别<br>● 说出硝酸甘油的作用机制、作用特点和临床应用<br>● 说出抗心绞痛药物的通用名、作用机制、临床用途、不良反应和用药注意事项 | |
| 6. 影响自体活性物质的药物 | **1. 抗过敏药物**<br>● 说出抗过敏药物的类别<br>● 了解抗组胺药物的类别<br>● 说出常用 $H_1$ 受体阻断药的通用名、药理作用、临床用途、不良反应和用药注意事项 | 2 |
| 7. 作用于消化系统的药物 | **1. 抗消化性溃疡药物**<br>● 说出抗消化性溃疡药的类别及代表药物、作用机制<br>● 了解治疗消化性溃疡的三联用药原则<br>● 说出奥美拉唑的药理作用、临床应用、不良反应及用药注意事项<br>● 说出其他常用质子泵抑制剂的通用名 | 4 |
| | **2. 助消化药与解痉药**<br>● 了解常用助消化药的通用名、临床应用及用药注意事项<br>● 说出胃肠促动力药的通用名、临床应用、不良反应<br>● 说出阿托品的作用机制、临床应用、不良反应和用药注意事项<br>● 说出其他胃肠解痉药的通用名、作用特点、临床用途 | |

(续表)

| 学习主题 | 内容与学习要求 | 参考学时 |
|---|---|---|
| 7. 作用于消化系统的药物 | 3. 泻药与止泻药<br>● 了解泻药的类别和代表药<br>● 说出常用泻药的通用名、作用机制、使用方法和用药注意事项<br>● 说出常用止泻药的通用名、作用机制、临床用途、用药注意事项 | |
| 8. 作用于呼吸系统的药物 | 1. 镇咳药<br>● 说出常用中枢性镇咳药的通用名、作用机制、临床用途、不良反应<br>● 说出右美沙芬的作用特点、临床应用<br>● 说出外周镇咳药的通用名、作用特点、临床用途、不良反应 | 4 |
| | 2. 祛痰药<br>● 说出常用祛痰药的类别<br>● 记住常用祛痰药的通用名、作用机制、临床用途、不良反应和注意事项 | |
| | 3. 平喘药<br>● 说出常用平喘药的通用名、作用机制、临床用途、不良反应和用药注意事项<br>● 了解气雾剂的使用方法 | |
| 9. 传出神经系统药物 | 1. 作用于肾上腺素能受体的药物<br>● 了解肾上腺素受体激动药的分类<br>● 说出肾上腺素的作用机制、药理作用、临床应用及不良反应<br>● 说出普萘洛尔的药理作用、临床应用、不良反应及用药注意事项<br>● 了解其他肾上腺素受体阻断药的降压作用特点及临床应用 | 6 |
| | 2. 作用于胆碱能受体的药物<br>● 说出毛果芸香碱对眼睛的作用、临床应用、不良反应及用药注意事项<br>● 说出阿托品的作用机制、药理作用、临床应用、不良反应及用药注意事项<br>● 记住滴眼液的使用方法 | |
| 10. 血液及造血系统药物 | 1. 调血脂药<br>● 说出他汀类药物的作用机制、代表药、药理作用、临床应用及不良反应 | 2 |
| | 2. 抗贫血药<br>● 说出铁制剂的药理作用、临床用途、不良反应及用药注意事项<br>● 说出叶酸、维生素 $B_{12}$ 的药理作用、临床用途、用药注意事项 | |

(续表)

| 学习主题 | 内容与学习要求 | 参考学时 |
|---|---|---|
| 10. 血液及造血系统药物 | 3. 凝血药与抗凝血药<br>● 说出人纤维蛋白原、凝血酶等作用机制及特点<br>● 说出肝素、华法林、枸橼酸钠抗凝的作用机制及特点 | |
| | 4. 溶栓药<br>● 说出链激酶、尿激酶的临床应用 | |
| 11. 内分泌系统药物 | 1. 肾上腺皮质激素类药物<br>● 了解肾上腺皮质激素的类别、来源和代表药<br>● 说出糖皮质激素类药物的药理作用、临床用途、不良反应及用药注意事项和禁忌证<br>● 了解糖皮质激素的给药方法<br>● 了解盐皮质激素、促皮质激素的药理作用和临床应用 | 6 |
| | 2. 甲状腺激素与抗甲状腺药物<br>● 说出甲状腺激素的药理作用、临床应用、不良反应及用药注意事项<br>● 说出抗甲状腺药的类别和代表药<br>● 列举抗甲状腺药物的通用名、药理作用、临床应用、不良反应及用药注意事项 | |
| | 3. 降血糖药<br>● 说出胰岛素的类别、作用、临床应用、不良反应及用药注意事项<br>● 说出胰岛素的给药途径<br>● 列举口服降血糖药的类别、代表药(磺酰脲类、双胍类)的通用名、药理作用、临床应用、不良反应及用药注意事项<br>● 说出其他口服降血糖药的作用特点及临床应用 | |
| 12. 维生素类药物 | 1. 维生素类药物<br>● 说出维生素药物的类别和代表药<br>● 说出维生素 A、D、E、K 的药理作用、临床用途、不良反应及注意事项<br>● 说出维生素 B 族、维生素 C 的药理作用、临床用途、不良反应及注意事项 | 2 |
| 总学时 | | 72 |

## 五、实施建议

### （一）教材编写与选用建议

1. 应依据本课程标准编写教材或选用教材，从国家和市级教育行政部门发布的教材目录中选用教材，优先选用国家和市级规划教材。

2. 教材要充分体现育人功能，紧密结合教材内容、素材，有机融入课程思政要求，将课程思政内容与专业知识、技能有机统一。

3. 转变以教师为中心的传统教材观，教材编写应符合中职学生的学习特点与规律，以"学"为中心指导思想，遵循学生的思维方式设计教材结构和组织教材内容。

4. 教材要以学习主题的逻辑关系为线索，按照知识积累由易到难、由简单到复杂的规律，搭建教材的结构框架，确定教材各部分的目标、内容，并进行相应的任务、活动设计等，从而建立起一个以培养学生药学学科核心素养为主线的结构清晰、层次分明的教材结构体系。

5. 教材建设应体现科学性、通用性、实用性及时代性。教材内容应有机融入课程思政元素，融入药学发展的新知识、新技术和新方法，融入药学与技术、环境、人文及社会相关的内容，体现药学与科技进步、社会发展的密切关系。

6. 增强教材对学生的吸引力，教材要贴近学生生活、贴近职场，采用学生乐于接受的语言、图表等去呈现内容，力求易学、易懂、易记。

### （二）教学实施建议

1. 切实推进课程思政建设，寓价值观引导于知识传授和能力培养之中，帮助学生塑造正确的世界观、人生观、价值观。要深入梳理教学内容，结合课程特点，深入挖掘课程思政元素，有机融入课程教学，达到润物无声的育人效果。

2. 教学要充分体现职业教育的课改理念，紧密联系实际，围绕药品的药理作用及临床用途，利用鲜活的用药案例及形象的虚拟场景创设学习情境，培养学生尊重科学、独立思考的意识，促进学生综合素养的养成。课程中穿插介绍我国药物研发科学工作者在药学发展进程中的贡献，提升自信心的同时进行爱国主义教育，增强学生的民族认同感和自豪感，牢记中华民族伟大复兴的初心和使命。

3. 树立以学生为中心的教学理念，遵循学生的认知特点和学习规律，采用启发式、问题导向式、互动式、合作式、体验式等多种教学方法，做到学中做、做中学、边教边学边做的有机统一；注重学习方法的指导，引导学生学会举一反三，培养学生自主学习的能力，促进学习目标的达成。

4. 拓宽教学途径，充分利用现代化教学手段，借助网络平台、仿真软件、微课、动画、图片、实物等资源辅助进行形象化教学，使学生快速理解教师授课的内容，提升教学效果。

5. 在教学过程中有机融入人文关怀元素,培育学生实事求是、尊重科学、善待生命的意识。

### (三) 教学评价建议

1. 以课程标准为依据,开展基于标准的教学评价,以评促教、以评促学,构建德技融合的专业课程教学评价体系。

2. 兼顾过程与结果,把课程、教学和评价进行整合,使之融为一体,贯穿于教学活动之中,利用多种过程性评价工具,积累过程性评价数据,同时把思政和职业素养的评价内容与要求细化为具体的评价指标,有机融入专业知识与技能的评价指标体系,将学生的学习活动以及在教学活动中的各种表现,结合终结性评价,作为进行整体性评价的依据。

3. 选择以辨析、诊断、激励、导向为主要功能的、促进教师发展的多元方法进行教学评价。重视和发挥学校、同行、学生和家长的评价作用,从而使教师能够通过更多的渠道获得教学情况的反馈信息;同时评价教师的课后总结与反思,达到优化教学过程的目标。

### (四) 资源利用建议

1. 积极利用多样化的教材资源,创设生动形象的学习情境,运用丰富的教学方法和教学模式,激发学生的学习兴趣,促进学生对知识的理解和掌握。以本课程侧重的药品应用规范和药事管理法规等为线索,拓展、延伸学习资源,为学生进一步学习创造条件。

2. 充分利用网络教育资源,诸如微知库、云班课、学习通等在线教学学习平台,整合药学基础在线课程资源库,争取实现教学资源的跨校、跨区共享,将教学活动从单一的线下教学向线上线下教学转变,使学生的学习环境不局限于课堂,做到随时随地学习。

# 食品营养与卫生课程标准

## ▌课程名称

食品营养与卫生

## ▌适用专业

中等职业学校药品食品检验专业

### 一、课程性质

本课程是中等职业学校药品食品检验专业的专业必修课程,其功能是使学生掌握食品营养与卫生相关的基本理论和基本技能,提升学生对食品营养和卫生的认知能力,为从事食品检验等工作奠定基础。本课程是化学的后续课程,也是学生学习其他后续专业课程的基础。

### 二、设计思路

本课程遵循理论联系实际、学以致用的原则,根据药品食品检验专业的工作任务与职业能力分析结果,以食品安全检验所需营养与卫生相关知识为依据而设置。

课程内容紧紧围绕食品安全检验所需的职业能力培养的需要,选取了营养素与能量、食品营养、食品卫生等主要内容,遵循适度够用的原则,确定相关理论知识、专业技能与要求,并融入食品检验管理职业技能等级证书(初级)的相关考核要求。

课程内容的组织以食品中的有益成分(食品营养)和有害成分(食品卫生)与健康关系为主线,设有能量和营养素、食品营养评价、膳食结构和营养配餐、食品污染及其预防、食物中毒及其预防、食品安全监督与管理6个学习主题。

本课程建议学时数为72学时。

### 三、课程目标

通过本课程的学习,学生具备食品营养与卫生的基本理论知识,掌握食品中营养成分与健康的关系、食品营养价值的评价、平衡膳食、食品污染及预防等基本知识,能进行食品营养成分分析、食谱评价、食品标签解读、食品安全问题调查等,达到食品检验管理职业技能等级证书(初级)的相关考核要求,具体达成以下职业素养和职业能力目标。

**（一）职业素养目标**

- 逐渐养成实事求是、科学认真的工作态度，具备规范操作、爱岗敬业等职业素养。
- 具有较强的食品安全意识，自觉遵守食品生产企业生产规范，完成各项任务。
- 养成诚实守信、遵纪守法的意识，有守护食品安全的社会责任意识。
- 具有较强的责任心，尽职尽责、敢于担当、不推诿；逐步养成吃苦耐劳的职业精神。

**（二）职业能力目标**

- 能通过简易膳食调查，了解客户日常食物和营养素摄入情况，并据此进行膳食营养分析和评价。
- 能根据客户营养调查和营养状况测定结果，制订相应的营养饮食计划。
- 能配合营养师为客户日常食物摄入、体力活动水平等提供咨询服务。
- 能熟练识别各类食物的卫生问题及污染途径，并采取相应的预防措施。
- 能熟练识别食物中毒的种类及正确处理相应的食物中毒。

## 四、课程内容与要求

| 学习主题 | 内容与学习要求 | 参考学时 |
|---|---|---|
| 1. 能量和营养素 | 1. 食物的消化过程<br>● 说出食物的主要消化器官<br>● 描述食物的消化过程 | 20 |
| | 2. 人体对能量的需要<br>● 说出人体能量消耗的构成<br>● 列举能量的食物来源及供给量<br>● 判断能量来源及组成是否符合平衡膳食要求 | |
| | 3. 人体对蛋白质的需要<br>● 识记蛋白质的分类、蛋白质的生理功能<br>● 描述蛋白质的食物来源、推荐摄入量标准<br>● 判断食物中蛋白质的营养价值<br>● 说出蛋白质在食品加工中的变化<br>● 运用中国居民膳食蛋白质的推荐摄入量（RNI）判断蛋白质摄入量是否满足生理需要 | |
| | 4. 人体对碳水化合物的需要<br>● 识记碳水化合物的种类及生理功能<br>● 描述碳水化合物的食物来源及推荐膳食摄入量<br>● 简述膳食纤维的作用<br>● 列举碳水化合物在食品加工中的变化<br>● 运用膳食营养素参考摄入量标准及"食物成分表"，计算并评价碳水化合物摄入量是否满足生理需要 | |

| 学习主题 | 内容与学习要求 | 参考学时 |
|---|---|---|
| 1. 能量和营养素 | 5. 人体对脂类的需要<br>● 识记脂类的生理功能<br>● 说出脂肪的组成<br>● 举例说明脂肪酸的种类及作用<br>● 描述脂类的食物来源及推荐膳食参考摄入量<br>● 说出脂类的营养价值评价<br>● 简述脂类在食品加工、贮藏中的变化<br>● 运用膳食营养素参考摄入量标准及"食物成分表"，计算并评价脂类摄入量是否满足生理需要<br><br>6. 人体对维生素的需要<br>● 识记维生素的分类及种类<br>● 描述典型的维生素（A、D、E、$B_1$、$B_2$、烟酸、叶酸、$B_{12}$）缺乏症以及维生素的生理功能<br>● 描述维生素的食物来源及各自推荐摄入量标准<br>● 运用膳食营养素参考摄入量标准及"食物成分表"，计算并评价维生素的摄入量是否满足生理需要<br><br>7. 人体对矿物质的需要<br>● 识记矿物质的分类<br>● 描述常量元素和微量元素的生理功能<br>● 描述典型的常量元素（钙、钾、钠）和微量元素（铁、锌、碘、硒、钴）的食物来源及各自推荐摄入量标准<br>● 运用膳食营养素参考摄入量标准及"食物成分表"，计算并评价钙、铁、锌等的摄入量是否满足生理需要<br><br>8. 人体对水的需要<br>● 简述人体水平衡及调节、水在人体内分布和水的生理功能<br>● 描述影响人体对水需要量的影响因素 | |
| 2. 食品营养评价 | 1. 食品标签、配料和食品营养标签<br>● 了解食品标签的标示内容<br>● 描述食品配料表的标示方法<br>● 解释食品营养标签内容及意义<br>● 运用食品标签合理选择食品<br><br>2. 食物的营养<br>● 简述畜禽肉的主要营养价值<br>● 简述蛋类的主要营养价值<br>● 简述水产品的主要营养价值<br>● 简述乳类的主要营养价值 | 12 |

（续表）

| 学习主题 | 内容与学习要求 | 参考学时 |
|---|---|---|
| 2. 食品营养评价 | ● 简述粮谷类的主要营养价值<br>● 简述蔬菜水果的主要营养价值<br>● 简述豆类的主要营养价值 | |
| | 3. 食物营养价值的评价方法<br>● 列举食物营养价值的评价方法<br>● 运用营养质量指数、食物利用率、血糖生成指数、食物抗氧化能力进行食品营养评价 | |
| | 4. 营养强化食品<br>● 说出营养强化的目的<br>● 列举食品营养强化的种类<br>● 归纳食品营养强化的方法 | |
| 3. 膳食结构和营养配餐 | 1. 居民膳食结构<br>● 列举典型的膳食类型及特点<br>● 描述中国居民的膳食特点<br>● 简述中国居民膳食指南的演变过程及具体内容<br>● 描述平衡膳食宝塔的主要内容及实施方法<br>● 运用膳食指南和平衡膳食宝塔指导居民合理膳食 | 12 |
| | 2. 营养配餐<br>● 简述合理营养配餐的基本原则<br>● 简述合理营养配餐的具体要求<br>● 描述营养配餐时建议的食物量<br>● 说出营养食谱的评价标准<br>● 设计不同人群的营养食谱 | |
| 4. 食品污染及其预防 | 1. 食品的生物污染及其预防<br>● 列举食品的细菌污染的指标及其预防措施<br>● 列举食品的霉菌污染及其预防措施<br>● 列举人畜共患传染病污染及其预防措施 | 12 |
| | 2. 食品的药物污染及其预防<br>● 列举食品的农药残留对食品安全性的影响及预防措施<br>● 列举食品的兽药污染途径及其预防措施 | |
| | 3. 食品中有害金属的污染及其预防<br>● 列举食品中有害金属的种类及毒性作用<br>● 简述食品中重金属污染的危害及预防措施 | |
| | 4. 食品中其他污染及其预防<br>● 列举食品在贮藏加工中形成的污染及其预防措施<br>● 列举食品容器、包装材料对食品的污染及其预防措施<br>● 描述食品放射性污染对人体的危害和防止食品放射性污染的措施 | |

| 学习主题 | 内容与学习要求 | 参考学时 |
|---|---|---|
| 5. 食物中毒及其预防 | 1. 食物中毒<br>● 了解食物中毒的概念、分类<br>● 了解常见食物中毒的特征<br>● 描述食物中毒的临床表现<br>● 列举常见中毒的原因<br><br>2. 食物中毒的预防措施<br>● 列举常见食物中毒的流行病学特征（发病特点、中毒表现）<br>● 简述有毒食物的识别方法<br>● 简述常见食物中毒的预防措施 | 8 |
| 6. 食品安全监督与管理 | 1. 食品安全的质量管理<br>● 描述食品安全法的主要内容<br>● 列举食品卫生标准和食品卫生质量的鉴定方法<br>● 简述无公害食品、绿色食品、有机食品、强化食品的质量管理及标准<br><br>2. 卫生操作标准程序（SSOP）<br>● 简述推行 SSOP 的意义<br>● 描述 SSOP 包含的卫生控制方法<br><br>3. 食品生产规范<br>● 简述食品良好生产规范的意义<br>● 概述食品良好生产规范的内容<br>● 简述食品危害分析与关键控制的重要性<br><br>4. 各类食品卫生要求<br>● 列举植物性食品、动物性食品的卫生要求<br>● 列举加工食品的卫生要求 | 8 |
| 总学时 | | 72 |

## 五、实施建议

### （一）教材编写与选用建议

1. 应依据本课程标准编写教材或选用教材，从国家和市级教育行政部门发布的教材目录中选用教材，优先选用国家和市级规划教材。

2. 教材要充分体现育人功能，紧密结合教材内容、素材，有机融入课程思政要求，将课程思政内容与专业知识、技能有机统一。

3. 教材应充分体现任务引领、实践导向的课程设计思想,突出理论和实践相统一,强调实践性。教学活动以学习任务为主线,结合岗位需求和食品检验管理职业技能等级证书(初级)要求,鼓励校企合作组织编写。

4. 教材的内容要体现通用性、实用性、先进性,典型产品或服务的选择要科学,充分反映产业发展最新进展和区域产业特点;遵循技能形成的逻辑架构体系,本着"必需、够用"原则,设计具有可操作性的学习任务和学习活动,将食品行业企业新技术、新工艺、新规范及时纳入教材,保持教学内容与行业企业同步。

5. 教材文字表述要精练、准确,内容展现应做到图文并茂,让学生在使用教材时感到亲切、真实。

**(二)教学实施建议**

1. 切实推进课程思政建设,寓价值观引导于知识传授和能力培养之中,帮助学生塑造正确的世界观、人生观、价值观。要深入梳理教学内容,结合课程特点,深入挖掘课程思政元素,将营养学知识和国家政策、社会热点、生活实例等完美融合,培养学生正确的生活方式,将"健康中国"战略规划中的责任担当和价值使命有机融入课程教学,达到润物无声的育人效果。

2. 教学要充分体现职业教育"实践导向、任务引领、理实一体、做学合一"的课改理念,紧密联系企业生产实际,创设贴近食品检验岗位的工作情境,运用任务教学、项目教学、案例教学等现代教学方法,加强理论教学与实践教学的结合,丰富学生的食品营养与卫生的知识和基础能力。

3. 牢固树立以学生为中心、安全施教的教学理念,充分遵循学生的认知特点和学习规律,合理设计有效教学活动,实现学习环境与职业情境对接、学习过程与检测流程对接、教学活动与职业活动对接,充分调动学生学习的积极性和能动性。

4. 有效利用现代信息技术手段,改进教学方法与手段,提升教学效果。

**(三)教学评价建议**

1. 以课程标准为依据,开展基于标准的教学评价。

2. 以评促教、以评促学,通过课堂教学及时评价,不断改进和丰富教学手段。

3. 教学评价始终坚持德技并重的原则,构建德技融合的教学评价体系,把思政和职业素养的评价内容有机融入专业知识与技能的评价指标体系,形成可观察、可测量的评价量表,综合评价学生的学习情况。通过有效评价,在日常教学中不断促进学生形成良好的思想品德和食品职业素养。应注重结合食品安全等社会热点及有关营养健康等日常生活实际的案例进行分析问题、解决实际问题的考核,对在学习和应用上有创新的学生应给予特别鼓励,综合评价学生能力。

4. 注重日常教学中对学生学习的评价,充分利用多种过程性评价工具,如评价表、记录袋等,积累过程性评价数据,形成过程性评价与终结性评价相结合的评价模式。

**(四) 资源利用建议**

1. 开发和利用教辅材料,如实训指导书、习题集、相关国家标准和行业规范文件等。充分利用行业和企业资源,为学生提供实训,提升综合职业能力。

2. 开发和利用仿真、视频、多媒体课件等资源,创设形象生动的学习环境,激发学生的学习兴趣,促进学生对知识的理解和掌握。

3. 有效利用现代信息技术手段,充分利用在线开放课程平台、在线测试平台、电子教材等教学资源,开展线上与线下混合式教学,帮助学生完成课前预习和课后拓展,提升教学效果。

4. 建立校企双导师融合教学团队,专兼职教师共同实施教学,始终保持教学要求与岗位要求同步对接。

# 仪器分析技术课程标准

**课程名称**

仪器分析技术

**适用专业**

中等职业学校药品食品检验专业

## 一、课程性质

本课程是中等职业学校药品食品检验专业的专业必修课程,其功能是使学生掌握较完整的仪器分析技术的理论知识,学会规范使用 pH 计、电位滴定仪、紫外-可见分光光度计、原子吸收分光光度计、红外分光光度计、气相色谱仪、高效液相色谱仪等常用分析仪器分析样品。它是化学分析技术的后续课程,也是学生学习其他专业课程的基础。

## 二、设计思路

本课程遵循任务引领、理实一体的原则,根据药品食品检验专业中共同的检验方法和操作技能的相关工作任务与职业能力分析结果,以药品检验、食品检验相关工作任务与职业能力所需的仪器分析相关工作任务与技能为依据而设置。

课程内容紧紧围绕完成药品检验和食品检验相关工作任务的职业能力培养的需要,选取了电化学分析法、光谱分析法(紫外-可见分光光度法、红外分光光度法、原子吸收分光光度法等)、色谱法(平面色谱法、气相色谱法、高效液相色谱法)等主要内容,遵循适度够用的原则,确定相关理论知识、专业技能与要求,并融入药物检验员职业技能等级证书(四级)、食品检验管理职业技能等级证书(初级)的相关考核要求。

课程内容的组织遵循学生检验能力提升的规律,以常见仪器分析的主要方法为主线,设有电化学分析法检测样品、紫外-可见分光光度法检测样品、红外分光光度法检测样品、原子吸收分光光度法检测样品、平面色谱法检测样品、气相色谱法检测样品、高效液相色谱法检测样品 7 个学习任务。以任务为引领,通过工作任务整合相关知识、技能与职业素养。

本课程建议学时数为 72 学时。

## 三、课程目标

通过本课程的学习,学生具备药品检验和食品检验所需仪器分析的相关理论知识,掌握电化学分析、光谱分析、色谱分析等常用分析仪器操作的基本技能,能完成药品和食品的定性鉴别和含量测定,达到药物检验员职业技能等级证书(四级)或食品检验管理职业技能等级证书(初级)的相关考核要求,具体达成以下职业素养和职业能力目标。

**(一)职业素养目标**

- 逐渐养成爱岗敬业、认真负责、严谨细致、一丝不苟的职业态度。
- 严格遵守实验室安全与卫生的规范,养成良好的安全操作与卫生习惯。
- 自觉遵守各类分析仪器设备的操作规程,具有较强的规范和质量意识。
- 客观、及时地记录实验数据,如实填写实验报告,养成正直和诚实的优良品质。
- 开展劳动精神和工匠精神培训,养成不怕苦、不怕累、吃苦耐劳的品德。
- 提升检验相关技能,坚持不懈,培养精益求精、追求卓越的进取精神。

**(二)职业能力目标**

- 能按规程应用直接电位法测定样品的 pH 值。
- 能按规程应用电位滴定法和永停滴定法对样品进行定量分析。
- 能按规程应用紫外-可见分光光度法对样品进行定性分析和定量分析。
- 能按规程用红外分光光度法对样品进行定性分析。
- 能按规程应用原子吸收分光光度法对金属元素或其化合物进行定量分析。
- 能应用薄层色谱法、气相色谱法和高效液相色谱法对样品进行定性分析和定量分析。
- 能按规程对所用仪器设备进行日常维护。
- 能准确及时地完成实验记录并进行数据处理。
- 能正确撰写检验报告。

## 四、课程内容和要求

| 学习任务 | 技能与学习要求 | 知识与学习要求 | 参考学时 |
|---|---|---|---|
| 1.电化学分析法检测样品 | 1.直接电位法测定溶液的 pH 值<br>● 能读懂和遵循酸度计(pH 计)的标准操作规程<br>● 能正确选择合适的标准缓冲液<br>● 能按检验要求调节 pH 计以备检验使用<br>● 能按规程测定溶液的 pH 值<br>● 能按规程维护保养 pH 计 | 1.化学电池的分类和特点<br>● 说出化学电池的分类<br>● 描述原电池和电解池的特点<br>2.参比电极与指示电极的含义和分类<br>● 概述参比电极的含义和分类<br>● 概述指示电极的含义和分类<br>3.直接电位法测定溶液 pH 值的原理及方法<br>● 概述 pH 值测定原理<br>● 说出 pH 值的测定方法 | 16 |

（续表）

| 学习任务 | 技能与学习要求 | 知识与学习要求 | 参考学时 |
|---|---|---|---|
| 1. 电化学分析法检测样品 | | 4. 标准缓冲溶液的 pH 值及选择要求<br>● 记住常用标准缓冲液的 pH 值<br>● 说出标准缓冲液的选择要求<br>5. pH 计的构造及操作要求<br>● 了解 pH 计的构造<br>● 简述 pH 计的操作要求<br>6. pH 计的使用注意事项及维护保养要求<br>● 举例说明 pH 计使用过程中的注意事项<br>● 说出 pH 计的维护保养要求 | |
| | 2. 电位滴定法定量分析样品<br>● 能读懂和遵循电位滴定仪的标准操作规程<br>● 能按检验要求调节电位滴定仪以备检验使用<br>● 能按检验要求操作电位滴定仪对样品进行定量分析<br>● 能及时规范地记录实验数值并运用公式对样品进行定量计算<br>● 能按规程维护保养电位滴定仪 | 7. 电位滴定法的含义<br>● 记住电位滴定法的含义<br>8. 电极的选择方法<br>● 说出电位滴定法中常用电极的选择方法<br>9. 电位滴定法中确定滴定终点的方法<br>● 归纳说明电位滴定法确定滴定终点的三种方法<br>10. 电位滴定仪的结构及操作方法<br>● 了解电位滴定仪的结构<br>● 简述电位滴定仪的操作方法<br>11. 电位滴定法定量分析样品的方法<br>● 举例说明电位滴定法定量分析样品的方法<br>12. 电位滴定法中样品的定量计算方法<br>● 简述电位滴定法中样品的定量计算方法<br>13. 电位滴定仪的使用注意事项及维护保养要求<br>● 举例说明电位滴定仪使用过程中的注意事项<br>● 列举电位滴定仪的维护保养要求 | |
| | 3. 永停滴定法定量分析样品<br>● 能读懂和遵循永停滴定仪的标准操作规程<br>● 能按检验要求调节永停滴定仪以备检验使用 | 14. 永停滴定法的含义和类型<br>● 记住永停滴定法的含义<br>● 说出永停滴定法的类型<br>15. 可逆电对与不可逆电对的含义和特点<br>● 说出可逆电对与不可逆电对的含义 | |

| 学习任务 | 技能与学习要求 | 知识与学习要求 | 参考学时 |
|---|---|---|---|
| 1. 电化学分析法检测样品 | ● 能按检验要求操作永停滴定仪对样品进行定量分析<br>● 能及时规范地记录实验数值并运用公式对样品进行定量计算<br>● 能按规程维护保养永停滴定仪 | ● 概述可逆电对与不可逆电对的特点<br>16. 永停滴定法中确定滴定终点的方法<br>● 归纳说明永停滴定法确定滴定终点的方法<br>17. 永停滴定仪的结构及操作方法<br>● 了解永停滴定仪的结构<br>● 简述永停滴定仪的操作方法<br>18. 永停滴定法定量分析样品的方法<br>● 举例说明永停滴定法定量分析样品的方法<br>19. 永停滴定法中样品的定量计算方法<br>● 简述永停滴定法中样品的定量计算方法<br>20. 永停滴定仪的使用注意事项及维护保养要求<br>● 举例说明永停滴定仪使用过程中的注意事项<br>● 列举永停滴定仪的维护保养要求 | |
| 2. 紫外-可见分光光度法检测样品 | 1. 紫外-可见分光光度法测定样品溶液的吸光度<br>● 能读懂和遵循紫外-可见分光光度计的标准操作规程<br>● 能按规程设置紫外-可见分光光度计的参数<br>● 能按检验要求操作紫外-可见分光光度计测定样品的吸光度<br>● 能及时规范地记录实验数值并进行计算<br>● 能分析实验结果<br>● 能按规程维护保养紫外-可见分光光度计 | 1. 紫外-可见分光光度法的含义<br>● 说出紫外-可见分光光度法的含义<br>2. 光的波粒二象性的含义和公式<br>● 说出光的波粒二象性的含义<br>● 记住光的波粒二象性的公式<br>3. 光谱区域及波长范围<br>● 记住光谱区域的含义<br>● 说出紫外光和可见光的波长范围<br>4. 互补色光的含义<br>● 说出互补色光的含义<br>5. 物质对光的选择性吸收特点<br>● 说出物质对光的选择性吸收特点<br>6. 透光率与吸光度的含义及表示形式<br>● 记住透光率的含义及表示形式<br>● 记住吸光度的含义及表示形式<br>7. 光的吸收定律<br>● 了解朗伯定律与比尔定律的规律<br>● 记住朗伯-比尔定律的含义及表示形式 | 20 |

（续表）

| 学习任务 | 技能与学习要求 | 知识与学习要求 | 参考学时 |
|---|---|---|---|
|  |  | 8. 百分吸收系数与摩尔吸收系数的含义及换算关系<br>● 复述百分吸收系数和摩尔吸收系数的含义<br>● 解释百分吸收系数和摩尔吸收系数之间的换算关系<br>9. 紫外-可见分光光度计的结构及操作方法<br>● 记住紫外-可见分光光度计的结构<br>● 简述紫外-可见分光光度计的操作方法<br>10. 紫外-可见分光光度计的使用注意事项及维护保养要求<br>● 举例说明紫外-可见分光光度计的使用注意事项<br>● 列举紫外-可见分光光度计的维护保养要求 |  |
| 2. 紫外-可见分光光度法检测样品 | 2. 紫外-可见分光光度法定性分析样品<br>● 能读懂和遵循吸收光谱曲线（A-λ曲线）测定的标准操作规程<br>● 能按规程设置紫外-可见分光光度计的参数<br>● 能按检验要求操作紫外-可见分光光度计测定样品在不同波长下的吸光度<br>● 能及时规范地记录实验数值<br>● 能绘制样品溶液的吸收光谱曲线<br>● 能分析实验结果并作出判断 | 11. 吸收光谱曲线（A-λ曲线）的含义<br>● 记住吸收光谱曲线的含义<br>12. 吸收光谱曲线的特征<br>● 说出吸收峰和最大吸收波长的含义<br>● 说出吸收谷和最小吸收波长的含义<br>13. 吸收光谱的影响因素<br>● 记住物质本身的性质和物质的浓度对吸收光谱的影响<br>● 了解影响吸收光谱的其他因素<br>14. 测定吸收光谱曲线的操作流程<br>● 概述紫外-可见分光光度法测定吸收光谱曲线的操作流程<br>15. 紫外-可见分光光度法的定性依据和判断方法<br>● 说出紫外-可见分光光度法定性的依据<br>● 记住用紫外-可见分光光度法进行定性分析的结果判断方法 |  |

(续表)

| 学习任务 | 技能与学习要求 | 知识与学习要求 | 参考学时 |
|---|---|---|---|
| 2. 紫外-可见分光光度法检测样品 | 3. 紫外-可见分光光度法定量分析样品<br>● 能读懂和遵循标准操作规程<br>● 能按规程设置紫外-可见分光光度计的参数<br>● 能按检验要求操作紫外-可见分光光度计测定标准溶液系列的吸光度<br>● 能按检验要求操作紫外-可见分光光度计测定样品的吸光度<br>● 能及时规范地记录实验数值<br>● 能绘制标准曲线（A-C 曲线）并计算 | 16. 紫外-可见分光光度法定量分析的依据和方法<br>● 记住紫外-可见分光光度法定量分析的依据<br>● 归纳说明紫外-可见分光光度法定量分析的方法<br>17. 吸收系数法的原理和方法<br>● 描述吸收系数法的原理<br>● 记住吸收系数法的测定方法<br>18. 对照品比较法<br>● 描述对照品比较法的含义和要求<br>● 记住对照品比较法的计算公式<br>19. 标准曲线法（A-C 曲线法）<br>● 描述标准曲线法的含义和要求<br>● 简述标准曲线法的计算方法 | |
| 3. 红外分光光度法检测样品 | 1. 红外分光光度法测定样品的吸收光谱<br>● 能读懂和遵循标准操作规程<br>● 能按规程设置红外分光光度计的参数<br>● 能按检验要求操作红外分光光度计测定样品的吸收光谱<br>● 能及时规范地记录实验数值<br>● 能按规程维护保养红外分光光度计 | 1. 红外分光光度法的含义<br>● 说出红外分光光度法的含义<br>2. 红外光的波长范围<br>● 记住红外光与中红外光的波长范围<br>3. 红外吸收光谱图的含义及表示形式<br>● 了解红外光谱图的含义<br>● 记住红外光谱图的表示形式<br>4. 红外吸收光谱法的原理及条件<br>● 概述红外吸收光谱法的原理<br>● 简述红外吸收光谱产生的条件<br>5. 红外分光光度计的类型及基本结构<br>● 简述红外分光光度计的类型<br>● 说出红外分光光度计的基本结构<br>6. 红外分光光度计的操作方法<br>● 举例说明红外分光光度计的操作方法<br>7. 红外分光光度计的使用注意事项及维护保养要求<br>● 举例说明红外分光光度计的使用注意事项<br>● 列举红外分光光度计的维护保养要求 | 8 |

（续表）

| 学习任务 | 技能与学习要求 | 知识与学习要求 | 参考学时 |
|---|---|---|---|
| 3. 红外分光光度法检测样品 | 2. 红外分光光度法判断样品的结构<br>● 能按要求区分红外光谱图的特征区与指纹区的峰<br>● 能根据吸收峰的位置判断可能的化学基团<br>● 能根据化学基团推测样品可能的化学结构<br>● 会分析结果并作出判断 | 8. 红外吸收峰的含义和分类<br>● 记住红外吸收峰的含义<br>● 简述红外吸收峰的分类<br>9. 特征区与指纹区的含义和位置<br>● 记住特征区的含义和位置<br>● 记住指纹区的含义和位置<br>10. 红外光谱图中典型基团的光谱特征<br>● 记住红外光谱图中典型基团的光谱特征 | |
| 4. 原子吸收分光光度法检测样品 | 1. 原子吸收分光光度法检测样品的吸光度<br>● 能读懂和遵循标准操作规程<br>● 能按规程设置原子吸收分光光度计的参数<br>● 能按检验要求操作原子吸收分光光度计测定样品的吸光度<br>● 能按规程维护保养原子吸收分光光度计 | 1. 原子吸收分光光度法的含义<br>● 记住原子吸收分光光度法的含义<br>2. 原子吸收分光光度法的原理<br>● 解释原子吸收分光光度法的原理<br>3. 原子吸收分光光度法的特点<br>● 了解原子吸收分光光度法的特点<br>● 说出原子吸收分光光度法的局限性<br>4. 原子吸收分光光度计的类型与基本构造<br>● 了解原子吸收分光光度计的类型<br>● 记住原子吸收分光光度计的基本构造<br>5. 原子吸收分光光度计的操作方法<br>● 举例说明原子吸收分光光度计的操作方法<br>6. 原子吸收分光光度计的使用注意事项及维护保养方法<br>● 说出原子吸收分光光度计的使用注意事项<br>● 了解原子吸收分光光度计的维护保养要求 | 4 |
| | 2. 原子吸收分光光度法测定金属元素<br>● 能读懂和遵循标准操作规程<br>● 能按规程设置原子吸收分光光度计的参数<br>● 能按检验要求操作原子吸收分光光度计测定金属元素的吸光度<br>● 能及时规范地记录实验数值 | 7. 原子吸收分光光度法的定量方法<br>● 说出原子吸收分光光度法常用的定量分析方法<br>8. 标准曲线法的操作要求和注意事项<br>● 简述标准曲线法的操作要求<br>● 了解标准曲线法的注意事项<br>9. 标准加入法的操作要求和注意事项<br>● 说出标准加入法的操作要求<br>● 了解标准加入法的注意事项 | |

（续表）

| 学习任务 | 技能与学习要求 | 知识与学习要求 | 参考学时 |
|---|---|---|---|
| 5. 平面色谱法检测样品 | 1. 薄层色谱法定性分析样品<br>● 能读懂和遵循标准操作规程<br>● 能按检验要求准备薄层板、点样、展开、显色处理等<br>● 能按要求记录实验数据并计算比移值<br>● 能分析实验结果 | 1. 色谱法的起源和发展历史<br>● 记住色谱法的起源<br>● 了解色谱法的发展历史<br>2. 色谱法的含义及分类<br>● 记住色谱法的含义<br>● 归纳说明色谱法的分类<br>3. 色谱法的特点<br>● 概述色谱法的特点<br>4. 薄层色谱法的含义与特点<br>● 记住薄层色谱法的含义<br>● 简述薄层色谱法的特点<br>5. 薄层色谱法的分类<br>● 记住薄层色谱法的分类<br>6. 吸附薄层色谱法的固定相和流动相<br>● 了解吸附薄层色谱法的常用固定相<br>● 概述吸附薄层色谱法的常用流动相<br>7. 吸附薄层色谱法的色谱条件<br>● 概述吸附薄层色谱法的色谱条件<br>8. 薄层色谱法的操作过程<br>● 归纳薄层色谱法的操作过程<br>9. 比移值的含义与计算方法<br>● 记住平面色谱法比移值的含义<br>● 解释比移值的计算方法<br>10. 薄层色谱法的定性和定量分析方法<br>● 说出薄层色谱法的定性分析方法<br>● 了解薄层色谱法的定量分析方法 | 8 |
| | 2. 纸色谱法定性分析样品<br>● 能读懂和遵循标准操作规程<br>● 能按检验要求准备层析滤纸、点样、展开、显色处理等<br>● 能按要求记录实验数据并计算比移值<br>● 能分析实验结果 | 11. 纸色谱法的含义<br>● 记住纸色谱法的含义<br>12. 纸色谱法的原理<br>● 了解纸色谱法的原理<br>13. 纸色谱法的色谱条件<br>● 简述纸色谱法的色谱条件<br>14. 纸色谱法的操作过程及注意事项<br>● 归纳纸色谱法的操作过程<br>● 了解纸色谱法操作过程中的注意事项<br>15. 纸色谱法的定性和定量分析方法<br>● 说出纸色谱法的定性分析方法<br>● 了解纸色谱法的定量分析方法 | |

（续表）

| 学习任务 | 技能与学习要求 | 知识与学习要求 | 参考学时 |
|---|---|---|---|
| 6. 气相色谱法检测样品 | 1. 气相色谱法定性分析样品<br>● 能读懂和遵循标准操作规程<br>● 能按检验要求调节气相色谱仪以备检验使用<br>● 能按规程设置气相色谱仪的参数<br>● 能按检验规程操作气相色谱仪检测样品<br>● 能及时规范地记录实验数值<br>● 能分析实验结果<br>● 能按规程维护保养气相色谱仪 | 1. 气相色谱法的含义及分类<br>● 记住气相色谱法的含义<br>● 说出气相色谱法的分类情况<br>2. 气相色谱法的原理及特点<br>● 了解气相色谱法的原理<br>● 概述气相色谱法的特点<br>3. 气相色谱仪的构造和主要部件<br>● 说出气相色谱仪的基本构造<br>● 归纳气相色谱仪的主要部件<br>4. 气相色谱仪的工作流程及注意事项<br>● 说出气相色谱仪的工作流程<br>● 了解气相色谱仪的注意事项<br>5. 气相色谱仪的维护保养要求<br>● 概述气相色谱仪的维护保养要求<br>6. 色谱流出曲线和色谱术语<br>● 概述色谱流出曲线的含义<br>● 记住常用的色谱术语及其含义<br>7. 气相色谱法的色谱条件<br>● 概述气相色谱法的色谱条件<br>8. 系统适应性实验<br>● 记住系统适应性实验的含义<br>● 概述系统适应性实验的参数要求<br>9. 气相色谱法的定性分析方法<br>● 记住气相色谱法的定性分析依据<br>● 概述气相色谱法的定性分析方法 | 8 |
| | 2. 气相色谱法定量分析样品<br>● 能读懂和遵循标准操作规程<br>● 能按检验要求调节气相色谱仪以备检验使用<br>● 能按检验规程操作气相色谱仪检测样品<br>● 能按要求定量计算 | 10. 气相色谱法的定量分析<br>● 记住气相色谱法定量分析的含义<br>11. 气相色谱法的定量依据<br>● 概述气相色谱法的定量依据<br>12. 气相色谱法的定量方法分类及要求<br>● 简述气相色谱法的定量方法分类<br>● 了解气相色谱法的定量方法要求<br>13. 气相色谱法定量分析的操作规程<br>● 记住气相色谱法定量分析的操作规程<br>● 简述定量分析的操作注意事项 | |

(续表)

| 学习任务 | 技能与学习要求 | 知识与学习要求 | 参考学时 |
|---|---|---|---|
| 7. 高效液相色谱法检测样品 | 1. 高效液相色谱法定性分析样品<br>● 能读懂和遵循标准操作规程<br>● 能按检验要求调节高效液相色谱仪以备检验使用<br>● 能按检验规程操作高效液相色谱仪检测样品<br>● 能及时规范地记录实验数值<br>● 能分析实验结果<br>● 能按规程维护保养液相色谱仪 | 1. 高效液相色谱法的含义及分类<br>● 记住高效液相色谱法的含义<br>● 说出高效液相色谱法的分类情况<br>2. 高效液相色谱法的基本原理<br>● 举例说明高效液相色谱法的分离原理<br>3. 高效液相色谱法的固定相和流动相的种类<br>● 了解高效液相色谱法的常用固定相<br>● 概述高效液相色谱法的常用流动相<br>4. 高效液相色谱法的特点<br>● 概述高效液相色谱法的特点<br>5. 高效液相色谱仪的构造和主要部件<br>● 说出高效液相色谱仪的基本构造<br>● 归纳高效液相色谱仪的主要部件<br>6. 高效液相色谱仪的工作流程及注意事项<br>● 说出高效液相色谱仪的工作流程<br>● 了解高效液相色谱仪的注意事项<br>7. 高效液相色谱法系统适应性实验<br>● 概述高效液相色谱法系统适应性实验要求<br>8. 高效液相色谱法的色谱条件<br>● 概述高效液相色谱法的色谱条件<br>9. 高效液相色谱法的定性方法<br>● 记住高效液相色谱法的定性依据<br>● 概述高效液相色谱法的定性方法 | 8 |
| | 2. 高效液相色谱法定量分析样品<br>● 能读懂和遵循标准操作规程<br>● 能按检验要求调节高效液相色谱仪以备检验使用<br>● 能按检验规程操作高效液相色谱仪检测样品<br>● 能及时规范地记录实验数值并进行定量计算<br>● 能分析实验结果 | 10. 高效液相色谱法的定量分析<br>● 记住高效液相色谱法定量分析的含义<br>11. 高效液相色谱法的定量方法分类及要求<br>● 简述高效液相色谱法的定量方法分类<br>● 了解高效液相色谱法的定量方法要求<br>12. 高效液相色谱法定量分析的操作规程<br>● 记住高效液相色谱法定量分析的操作规程<br>● 简述定量分析的操作注意事项 | |
| 总学时 | | | 72 |

## 五、实施建议

### (一) 教材编写与选用建议

1. 应依据本课程标准编写教材或选用教材,从国家和市级教育行政部门发布的教材目录中选用教材,优先选用国家和市级规划教材。

2. 教材要充分体现育人功能,紧密结合教材内容、素材,有机融入课程思政要求,将课程思政内容与专业知识、技能有机统一。

3. 教材编写应以学生的"学"为中心,遵循职业教育规律和中职学校人才培养的特点,以学生的思维方式设计教材结构和组织教材内容。

4. 教材要以工作任务的逻辑关系为线索,按照职业能力培养由易到难、由简单到复杂、由单一到综合的规律,搭建教材的结构框架,确定教材各部分的目标、任务等内容,对接相应的职业标准和岗位要求,建立起一个结构清晰、层次分明的教材结构体系。

5. 教材在整体设计和内容选取时要注重引入医药行业和食品行业的新业态、新知识、新技术、新工艺、新方法,对接药物检验员或食品检验管理的职业技能等级证书和岗位要求,并吸收先进的产业文化和优秀的企业文化。创设或引入职业情境,增强教材的职场感,使教材更贴近本专业的发展和实际需要。

6. 增强教材对学生的吸引力,突出直观性、形象性和生动性,教材要适应中等职业学校学生的学习特点,对每一种仪器分析方法的原理、仪器设备的使用和操作技术的介绍尽可能贴近学生生活、贴近职场,并采用生动活泼的、学生乐于接受的语言、图表等去呈现内容,让学生在使用教材时有亲切感、真实感。

### (二) 教学实施建议

1. 切实推进课程思政建设,寓价值观引导于知识传授和能力培养之中,帮助学生塑造正确的世界观、人生观、价值观。要深入梳理教学内容,结合课程特点,深入挖掘课程思政元素,以分析仪器的发展历史、青蒿素发现、社会热点问题、绿色化学等为载体,将不畏困难、勇于创新、民族自豪感、诚信教育、环保意识和社会责任感等思政元素有机融入课程教学,达到润物无声的育人效果。

2. 教学要充分体现职业教育"实践导向、任务引领、理实一体、做学合一"的课改理念,紧密联系企业的生产生活实际,通过以企业典型的仪器分析任务为载体,加强理论教学与实践教学的结合,融教、学、做于一体,充分利用实训室和仪器,强化学生仪器使用的技能,在技能训练中培养学生精益求精的工匠精神。

3. 坚持以学生为中心的教学理念,充分尊重学生,遵循中职学生的认知特点和学习规律,以学生为中心设计和组织教学活动,启发学生思维,激发学生的学习兴趣。教师应努力成为学生学习的组织者、指导者和同伴。

4. 改变传统的灌输式教学，充分调动学生学习的积极性、能动性，采取灵活多样的教学方式，积极探索自主学习、合作学习、探究式学习、问题导向式学习、体验式学习、混合式学习等体现教学新理念的教学方式。

5. 有效利用现代信息技术手段，采用多媒体融合教材，内容形式多样化，将纸质教材有机融合电子教材、教学配套资源(PPT、微课、视频、虚拟仿真软件等)、题库系统、数字化教学服务(在线教学、在线作业、在线考试)，使教学资源更加多样化、立体化，以改进教学方法与手段，提升教学效果。

**(三) 教学评价建议**

1. 以课程标准为依据，开展基于课程标准的教学评价，并将药物检验员以及食品检验管理等职业技能相关的考核要求融入课程评价体系。

2. 以评促教、以评促学，通过课堂教学及时评价，不断改进教学方法与手段。

3. 教学评价始终坚持评价方式多样化，以教师自评为主，结合他人评价、学生评价等灵活多样的评价形式。同时还需坚持评价内容的全面性，应全面收集课堂教学的各种信息，既要关注学生学习的状态、知识和技能的获取、学习过程中的情感和体验、对教师教学的感受，还要关注教师的教学策略和教学方式，以及在教学过程中的感受和体会等。

4. 构建德技融合的专业课教学评价体系，把思政和职业素养的评价内容与要求细化为具体的评价指标，有机融入专业知识与技能的评价指标体系，形成可观察、可测量的评价量表，综合评价学生的学习情况。通过有效评价，在日常教学中不断促进学生形成良好的思想品德和职业素养，强化标准规范意识。

5. 注重日常教学中对学生学习的评价，充分利用多种过程性评价工具，如评价表、记录袋等，积累过程性评价数据，形成过程性评价与终结性评价相结合的评价模式。

**(四) 资源利用建议**

1. 注重实训指导教材的开发和应用，借助使用生产企业的标准操作规程、图表、图片以及视频等资料，使教学和实践完整结合起来。

2. 注重多媒体课件、微课、视频、仿真软件等常用课程资源和现代化教学资源的开发和利用，有效地创设形象生动的工作情境，激发学生的学习兴趣，促进学生对知识的理解和掌握。

3. 积极开发和利用网络课程资源，充分利用诸如 NMPA 网站、数字图书馆、微信云课堂、在线开放课程平台、云班课等网上信息资源，结合题库系统、在线教学、在线作业、在线考试等数字化教学服务，使教学资源更加多样化、立体化，促使教学媒体从单一媒体向多种媒体转变、教学活动从信息的单向传递向双向交换转变、学生从单独学习向合作学习转变。

4. 建立校企合作、产学结合的平台,产学合作开发实训课程资源,充分利用本行业典型的生产企业的资源,进行产学合作,建立实习实训基地,实行工学交替,满足学生的实习实训需求,并在实训过程中关注学生的职业发展和教学内容的调整。

5. 建立本专业开放实训中心,使之具备现场教学、实训、职业技能鉴定的综合功能,实现教学与实训合一、教学与培训合一、培训与鉴定合一,满足学生综合职业能力培养的要求。

# 微生物检验技术课程标准

## ▌课程名称

微生物检验技术

## ▌适用专业

中等职业学校药品食品检验专业

### 一、课程性质

本课程是中等职业学校药品食品检验专业的专业必修课程,其功能是使学生树立正确的生物实验安全观念,学会消毒与灭菌、微生物的接种、分离纯化、培养、计数等基本操作,学会生产环境微生物检验、药品无菌检查、微生物的限度检查等微生物检验的技能,具备从事药品食品微生物检验职业能力。本课程是学生学习后续专业(技能)方向课程的基础。

### 二、设计思路

本课程遵循学以致用的原则,根据药品食品检验专业的工作任务与职业能力分析结果,以微生物检验工作任务与职业能力为依据而设置。

课程内容紧紧围绕药品食品检验专业所需职业能力培养的需要,选取了微生物实验安全防护、微生物检验基本操作、药品和食品中特定微生物检验项目等内容,遵循适度够用的原则,确定相关理论知识、专业技能与要求。

课程内容的组织遵循药品食品微生物检验的认识规律,以学生检验能力提升为主线,从易到难,设有微生物实验室安全防护、微生物形态观察、微生物接种与培养、生产环境微生物检验、药品无菌检查、微生物总数检查、控制菌检查和抗生素效价测定8个学习任务。以任务为引领,通过工作任务整合相关知识、技能与职业素养。

本课程建议学时数为72学时。

### 三、课程目标

通过本课程的学习,学生具备药品食品微生物检验的相关理论知识,能掌握微生物实验安全防护、微生物检验基本操作,达到药物检验员职业技能等级证书(四级)和食品检验管理职业技能等级证书(初级)的相关考核要求,具体达成以下职业素养和职业能力目标。

## （一）职业素养目标

● 逐渐养成爱岗敬业、认真负责、严谨细致、一丝不苟的职业态度。

● 严格遵守微生物实验室安全与管理规范，养成良好的安全操作习惯与环保的责任意识。

● 自觉遵守各类仪器设备的操作规程，具有较强的规范和质量意识。

● 如实记录实验数据，及时填写实验报告，养成正直和诚实的优良品质。

● 不怕苦不怕累，养成吃苦耐劳的品德。

● 提升检验相关技能，坚持不懈，培养精益求精、追求卓越的进取精神。

## （二）职业能力目标

● 能使用灭菌设备对实验材料灭菌。

● 能使用显微镜观察微生物。

● 能分离、接种和培养微生物。

● 能检验生产环境中的微生物。

● 能正确使用无菌室，对药品进行无菌检查。

● 能按规程进行微生物技术检查。

● 能按规程进行控制菌的检查。

● 能按规程进行抗生素的效价测定。

● 能正确撰写检验报告。

## 四、课程内容和要求

| 学习任务 | 技能与学习要求 | 知识与学习要求 | 参考学时 |
|---|---|---|---|
| 1. 微生物实验室安全防护 | 1. 生物安全柜的使用<br>● 能正确消毒和清洁生物安全柜<br>● 能正确摆放生物安全柜内物品，防止污染<br>● 能正确使用Ⅰ级和Ⅱ级生物安全柜<br>● 能正确使用Ⅲ级生物安全柜 | 1. 实验室生物安全等级<br>● 说出实验室生物安全等级<br>2. 病原微生物分类<br>● 概述病原微生物分类<br>3. 生物安全柜的工作原理<br>● 说出生物安全柜的分类和工作原理<br>4. 生物安全柜的使用流程<br>● 描述生物安全柜柜内物品的摆放原则<br>● 简述生物安全柜的使用流程<br>5. 实验室安全水平对应防护措施<br>● 描述各实验室安全水平对应的安全防护措施<br>6. 洁净室分类及其标准<br>● 列举洁净室的分类<br>● 说出洁净室的标准 | 4 |

| 学习任务 | 技能与学习要求 | 知识与学习要求 | 参考学时 |
|---|---|---|---|
| 1. 微生物实验室安全防护 | 2. 个人防护装备的穿戴<br>● 能按标准操作规程洗手消毒<br>● 能按规范使用更换无菌服并戴好口罩、手套和护目镜 | 7. 个人防护装备的使用方法<br>● 描述个人防护装备的使用方法<br>8. 进入无菌室洗手流程<br>● 说出进入无菌室时洗手的流程<br>9. 无菌室的更衣流程与要求<br>● 概述无菌室的更衣流程 | |
| | 3. 实验环境的清洁<br>● 能按规程完成实验环境的清场工作 | 10. 检验环境的要求<br>● 说出微生物检验室的布局和检验场所要求<br>● 说出微生物操作的安全要求 | |
| 2. 微生物形态观察 | 1. 微生物标本片的制作<br>● 能按规程对细菌进行涂片、干燥和固定<br>● 能按规程采用单染色法和革兰氏染色法完成细菌的染色<br>● 能独立完成细菌标本片的干燥 | 1. 微生物的定义与特点<br>● 说出微生物的定义<br>● 列举微生物的特点<br>2. 微生物的种类和应用<br>● 列举微生物的存在形式、种类及分布情况<br>● 说出微生物在生产制造中的应用<br>3. 微生物的染色方法<br>● 列举微生物的染色方法<br>4. 革兰氏染色原理及流程<br>● 说出革兰氏染色的原理<br>● 简述革兰氏染色的流程<br>5. 革兰氏染色法的应用<br>● 说出通过革兰氏染色法判断 $G^+$ 菌和 $G^-$ 菌的原则 | 8 |
| | 2. 光学显微镜的使用<br>● 能灵活合理调节视野亮度<br>● 能按"低倍镜、高倍镜、油镜"的顺序进行观察<br>● 能正确使用显微镜 | 6. 显微镜的结构和各部件用途<br>● 记住显微镜的结构<br>● 说出显微镜各个部件的用途<br>7. 显微镜操作步骤和注意事项<br>● 说出显微镜的操作步骤及注意事项<br>8. 显微镜的放大倍数计算公式<br>● 写出显微镜放大倍数计算公式 | |

（续表）

| 学习任务 | 技能与学习要求 | 知识与学习要求 | 参考学时 |
|---|---|---|---|
| 2. 微生物形态观察 | 3. 标本片的观察<br>● 能使用显微镜观察细菌形态<br>● 能使用显微镜观察酵母菌形态<br>● 能使用显微镜观察霉菌形态<br>● 能使用显微镜观察放线菌的形态<br>● 能按要求完成显微镜的清洁工作并将其放回箱内<br>● 能按规程对标本片进行安全处理 | 9. 细菌的生物学特性<br>● 记住细菌的形态与结构<br>● 记住细菌的菌落特征<br>10. 真菌的生物学特性<br>● 识记酵母菌和霉菌的形态与结构<br>● 记住酵母菌和霉菌的菌落特征<br>11. 放线菌的生物学特性<br>● 说出放线菌的形态与结构<br>● 说出放线菌的菌落特征<br>12. 标本片的处理方法<br>● 说出不同标本片的安全处理方法 | |
| | 4. 检验报告单的书写<br>● 能及时规范地记录实验现象和数据<br>● 能按规程完成检验报告单 | 13. 检验报告单的内容及要求<br>● 记住检验记录的要求<br>● 说出检验报告单的内容 | |
| 3. 微生物接种与培养 | 1. 微生物接种前的准备<br>● 能按规程判断工作环境的洁净度<br>● 能完成常用玻璃器皿的清洗与包扎<br>● 能按规程对灭菌的物品（培养皿、试管、吸管等）进行干热灭菌<br>● 能用灼烧法对接种针（环）灭菌<br>● 能按规程制备培养基<br>● 能按规程安全操作高压蒸汽灭菌器进行湿热灭菌 | 1. 玻璃器皿的洗涤和包扎方法<br>● 描述玻璃器皿的洗涤方法<br>● 简述培养皿、移液管等玻璃仪器的包扎方法<br>2. 消毒与灭菌方法<br>● 说出物理消毒灭菌法的原理、注意事项及适用范围<br>● 说出化学消毒灭菌法的原理、注意事项及适用范围<br>3. 灭菌设备的原理和使用方法<br>● 解释干热灭菌设备的灭菌原理和使用方法<br>● 解释高压蒸汽灭菌设备的灭菌原理和使用方法<br>4. 微生物的营养物质<br>● 记住微生物营养物质的来源和作用<br>5. 微生物培养的温度和环境因素<br>● 说出微生物适宜的生长温度、pH 值和气体<br>6. 培养基的种类及储存方法<br>● 列举培养基的种类<br>● 列举培养基的储存方法和时间<br>7. 培养基的制备方法<br>● 简述培养基的配制方法及操作要点<br>● 简述培养基的灭菌方法、灭菌程序及注意事项 | 24 |

| 学习任务 | 技能与学习要求 | 知识与学习要求 | 参考学时 |
|---|---|---|---|
| 3. 微生物接种与培养 | 2. 微生物接种及培养<br>● 能使用常用的接种工具进行微生物的分离纯化<br>● 能独立完成平板划线接种技术，并能通过分区划线接种分离出菌落<br>● 能按规程使用培养箱进行微生物的培养 | 8. 微生物的接种方法<br>● 列举微生物的接种方法<br>● 比较不同接种方法的用途和操作流程<br>9. 微生物的分离纯化方法<br>● 说出微生物分离纯化的目的和方法<br>● 简述稀释分离法、涂布平板法、平板划线法的原理及操作步骤<br>10. 微生物的生长与繁殖条件<br>● 说出微生物的生长与繁殖条件<br>11. 细菌的培养条件及营养要求<br>● 说出细菌的培养条件及营养要求<br>12. 培养箱的使用方法<br>● 说出培养箱的操作规程 | |
| | 3. 微生物生长现象的观察与判断<br>● 能观察细菌的生长现象并正确判断结果<br>● 能观察酵母菌的生长现象并正确判断结果<br>● 能观察放线菌的生长现象并正确判断结果<br>● 能观察霉菌的生长现象并正确判断结果 | 13. 微生物的代谢方式和代谢产物<br>● 复述微生物能量代谢的主要方式并辨认细菌分解代谢产物<br>14. 微生物生化反应技术的原理<br>● 解释常用生化反应技术的原理<br>15. 微生物的生长特征<br>● 比较液体培养基、固体培养基、半固体培养基中微生物的生长特征<br>16. 细菌的生长繁殖特征<br>● 说出细菌的繁殖方式和过程<br>● 描述细菌的生长曲线和各阶段的生长特点<br>17. 真菌的生长繁殖方式<br>● 说出酵母菌和霉菌的繁殖方式<br>18. 放线菌的生长繁殖方式<br>● 说出放线菌的生长阶段和繁殖方式 | |
| | 4. 微生物菌种保藏与复苏<br>● 能按规程完成菌种的低温保藏<br>● 能按规程完成菌种的复苏 | 19. 菌种保藏原理与方法<br>● 描述菌种保藏的原理和意义<br>● 列举菌种保藏的方法<br>20. 菌种的复苏和传代方法<br>● 说出菌种复苏和传代的方法<br>21. 超低温冰箱的使用方法<br>● 简述超低温冰箱的使用方法 | |

（续表）

| 学习任务 | 技能与学习要求 | 知识与学习要求 | 参考学时 |
|---|---|---|---|
| 3. 微生物接种与培养 | 5. 安全处理和实验清场<br>● 能按规程处理实验用的物品及用具<br>● 能按规程对检验环境进行清场 | 22. 洁净卫生与清场管理<br>● 记住清场的基本要求及原则<br>● 说出洁净室的清洁方法、清场顺序及注意事项 | |
| 4. 生产环境微生物检验 | 1. 生产环境微生物监测<br>● 能使用光散射粒子计数器测试悬浮粒子<br>● 能使用浮游菌采样器测试浮游菌<br>● 能使用沉降法收集在空气中的沉降菌 | 1. 空气中微生物的来源和分布<br>● 描述空气微生物的种类、数量和分布<br>● 举例说明空气中微生物的测定方法<br>2. 生产车间洁净区分类和标准<br>● 列举洁净度级别及标准规定<br>● 复述洁净区的使用原则和监测内容<br>3. 悬浮粒子检测方法<br>● 复述悬浮粒子检测的方法<br>4. 沉降菌检测方法<br>● 复述沉降菌检测的方法<br>5. 浮游菌检测方法<br>● 复述浮游菌的检测方法 | 4 |
| | 2. 制药用水中的微生物检测<br>● 能选择正确的菌膜<br>● 能在无菌条件润洗菌膜和过滤样品<br>● 能按操作规程培养菌膜<br>● 能根据菌膜的菌落数报告检查结果 | 6. 制药用水的种类和用途<br>● 说出制药用水的种类和用途<br>7. 制药用水的卫生要求及标准<br>● 列举制药用水的卫生要求及标准<br>8. 水样的采集与处理方法<br>● 说出水样的采集与处理方法<br>9. 水质的细菌学指标<br>● 列举水质的细菌学指标<br>10. 薄膜过滤法的原理和检验步骤<br>● 解释薄膜过滤法用于检验制药用水的原理和检验步骤<br>11. 薄膜过滤法检验水质的结果判断标准<br>● 复述薄膜过滤法检验水质时《中华人民共和国药典》的判断标准 | |
| 5. 药品无菌检查 | 1. 操作前的准备<br>● 能按规程进出操作场地<br>● 能准备检验所用的物品和用具 | 1. 药品微生物检查的意义<br>● 说出药品微生物检查的意义<br>2. 无菌检查的原理<br>● 解释无菌检查的原理 | 8 |

| 学习任务 | 技能与学习要求 | 知识与学习要求 | 参考学时 |
|---|---|---|---|
| 5. 药品无菌检查 | ● 能根据规程进行抽样<br>● 能正确选择培养基和培养条件 | 3. 无菌检查的取样原则<br>● 说出无菌检查的取样原则<br>4. 培养基灵敏度检验的方法和意义<br>● 说出培养基灵敏度检验的方法<br>● 说出培养基灵敏度检验的意义 | |
| | 2. 供试品的处理<br>● 能判断供试品是否含有抑菌成分<br>● 能按规程采用薄膜过滤法进行供试品处理<br>● 能正确选择滤膜材质 | 5. 供试品的处理方法<br>● 列举不同药品的处理方法<br>● 概述直接接种法和薄膜过滤法的步骤与方法以及适用范围<br>6. 集菌仪的原理及使用方法<br>● 解释集菌仪的工作原理和操作方法 | |
| | 3. 供试品的接种<br>● 按规程将处理过的供试品接种到培养基<br>● 能按规程以金黄色葡萄球菌为阳性对照菌接种到培养基<br>● 能按规程以溶剂及稀释液为阴性对照 | 7. 阳性对照和阴性对照试验的原理和方法<br>● 概述阳性对照和阴性对照试验的原理和方法<br>● 说出阳性对照试验菌的选择原则 | |
| | 4. 微生物的培养及观察<br>● 能按药典要求将各培养管分别放于培养箱中，在规定温度下进行微生物培养<br>● 能每天观察记录培养情况 | 8. 无菌检查微生物的培养要求<br>● 说出无菌检查微生物的培养条件<br>● 记住无菌检查微生物的培养要求 | |
| | 5. 检验报告单的书写<br>● 能根据各培养管的微生物生长情况判断检验结果有效性<br>● 能根据阴性对照和阳性对照试验的结果判断葡萄糖注射液是否合格 | 9. 无菌检查的结果判断依据<br>● 复述无菌检查的结果判定原则<br>● 记住试验结果是否有效的依据 | |
| | 6. 实验清场<br>● 能按规程清洁处理无菌检验的物品和用具<br>● 能按规程完成无菌操作室的清洁与灭菌 | 10. 无菌室的使用规程<br>● 说出无菌室的操作要求<br>● 说出培养箱、净化工作台等检验设备的使用要求和维护保养要求 | |

（续表）

| 学习任务 | 技能与学习要求 | 知识与学习要求 | 参考学时 |
|---|---|---|---|
| 6. 微生物总数检查 | 1. 操作前的准备<br>● 能按规程进出操作场地<br>● 能准备检验所用的物品和用具<br>● 能根据规程进行抽样<br>● 能按规程验证检验方法<br>● 能按《中华人民共和国药典》的规定制备供试液 | 1. 微生物限度检查的方法<br>● 说出药品中微生物限度检查的意义和主要方法<br>2. 微生物计数法<br>● 说出微生物总数检查的方法、操作原理及适用范围<br>3. 微生物限度检查的抽样原则<br>● 识记微生物限度检查的抽样原则<br>4. 培养基适用性检查<br>● 说出培养基适用性检查的目的和操作步骤及判断标准<br>● 说出培养基适用性检查的注意事项<br>5. 供试品的制备方法<br>● 列举常用药品的制备方法<br>● 列举常用食品的制备方法 | 8 |
| | 2. 微生物总数的检验<br>● 能按《中华人民共和国药典》的规定制备 2—3 个稀释度的稀释液<br>● 能按规程将稀释液加入营养琼脂培养基或玫瑰红钠琼脂培养基或酵母浸出粉胨葡萄糖琼脂培养基<br>● 能按规程设置阴性对照试验<br>● 能按规程将上述培养皿进行微生物培养<br>● 能逐日记录各平皿的菌落数并以记录数报告 | 6. 平皿法的原理和步骤<br>● 解释平皿法测定微生物总数的原理和步骤<br>7. 薄膜过滤法的原理和步骤<br>● 解释薄膜过滤法测定微生物总数的原理和步骤<br>8. 最可能数法（MPN）的原理和步骤<br>● 解释 MPN 测定微生物总数的原理和步骤<br>9. 需氧菌总数测定的方法<br>● 概述需氧菌总数测定的方法及注意事项<br>10. 霉菌数及酵母菌总数测定的方法<br>● 概述霉菌数及酵母菌总数测定的方法及注意事项<br>● 识记菌落总数的报告规则 | |
| | 3. 检验报告的书写<br>● 能根据《中华人民共和国药典》微生物限度标准判断药品是否合格<br>● 能正确书写检验报告 | 11. 微生物限度标准<br>● 描述药品的微生物限度标准<br>● 描述食品的微生物限度标准 | |
| | 4. 实验清场<br>● 能按规程清洁处理无菌检验的物品和用具<br>● 能按规程完成无菌操作室的清洁与灭菌 | 12. 无菌室的使用规程<br>● 记住无菌环境的操作要求<br>● 说出无菌室的要求 | |

（续表）

| 学习任务 | 技能与学习要求 | 知识与学习要求 | 参考学时 |
|---|---|---|---|
| 7. 控制菌检查 | 1. 操作前的准备<br>● 能按规程进出操作场地<br>● 能准备检验所用的物品和用具<br>● 能根据规程进行抽样<br>● 能按规程验证检验方法<br>● 能按规程处理供试品 | 1. 控制菌的种类和检验意义<br>● 列举控制菌的种类<br>● 说出控制菌检验的意义<br>2. 控制菌检验验证的方法<br>● 说出培养基适用性检查的项目及意义<br>● 说出控制菌检查方法适用性试验检查的项目及结果判断的依据<br>3. 供试品的制备方法<br>● 简述供试品的制备方法<br>● 说出供试品制备的注意事项 | 8 |
| | 2. 大肠埃希菌的检验<br>● 能按规程增菌<br>● 能按规程取增菌后的培养物接种至 MUG 培养基内培养<br>● 能按规程在紫外光下观察培养物<br>● 能根据检验结果判断供试品是否检出大肠埃希菌 | 4. 大肠埃希菌的特性<br>● 说出大肠埃希菌的生物学特性及培养特征<br>5. 大肠埃希菌的检查方法<br>● 简述大肠埃希菌的检查方法<br>● 说出检验操作流程及注意事项<br>6. 大肠埃希菌的鉴定方法<br>● 列举常用的大肠埃希菌的鉴定方法和原理<br>● 说出结果判断的依据 | |
| | 3. 金黄色葡萄球菌的检验<br>● 能按规程增菌<br>● 能按规程取增菌后的培养物接种至规定培养基内培养<br>● 能按规程观察培养物<br>● 能根据检验结果判断供试品是否检出金黄色葡萄球菌 | 7. 金黄色葡萄球菌的特性<br>● 说出金黄色葡萄球菌的生物学特征<br>8. 金黄色葡萄球菌的检查方法<br>● 说出金黄色葡萄球菌的检查方法<br>● 说出金黄色葡萄球菌检查的程序及操作注意事项<br>9. 金黄色葡萄球菌的鉴定<br>● 列举常用的金黄色葡萄球菌的鉴定方法和原理<br>● 说出结果判断的依据 | |
| | 4. 检验报告的书写<br>● 能及时规范地记录实验数据<br>● 能根据《中华人民共和国药典》微生物限度标准判断药品是否合格<br>● 能正确书写检验报告 | 10. 不同种类控制菌的检查结果判断方法<br>● 描述药品的不同种类控制菌的限度标准<br>● 描述食品的不同种类控制菌的限度标准 | |

（续表）

| 学习任务 | 技能与学习要求 | 知识与学习要求 | 参考学时 |
|---|---|---|---|
| 7. 控制菌检查 | 5. 实验清场<br>● 能按规程清洁处理无菌检验的物品和用具<br>● 能按规程完成无菌操作室的清洁与灭菌 | 11. 微生物实验室规范指导原则<br>● 记住实验室布局和运行要求<br>● 说出微生物实验室设备和用具的使用要求 | |
| 8. 抗生素效价测定 | 1. 效价测定前的准备<br>● 能读懂《中华人民共和国药典》规定的抗生素微生物检定试验设计表<br>● 能按规程完成培养皿、小钢管（牛津杯）等实验器材的准备<br>● 能按规程制备 pH 7.8—8.0 的 I 号培养基<br>● 能按规程制备供试品和标准品溶液 | 1. 抗生素效价的定义与表示方法<br>● 记住抗生素效价的定义<br>● 列举抗生素效价的表示方法<br>2. 效价测定用培养基及其制备方法<br>● 列举效价测定用培养基的制备方法<br>3. 灭菌缓冲液的配制方法<br>● 列举常见灭菌缓冲液的类型<br>● 说出常见灭菌缓冲液的配制方法 | 8 |
| | 2. 双碟的制备<br>● 能按规程在培养皿中制备无菌培养基作为底层<br>● 能按规程制备含枯草芽孢杆菌的培养基<br>● 能用镊子或钢管放置器安置小钢管 | 4. 抗生素微生物检定的方法<br>● 列举抗生素微生物检定的两种方法的原理<br>● 比较管碟法和浊度法的主要流程<br>5. 含菌培养基的制备方法<br>● 列举常见抗生素的试验菌以及常用试验菌悬液的制备方法<br>● 说出含菌培养基的制备方法 | |
| | 3. 微生物的培养<br>● 能按规程在双碟的小钢管中滴加相应浓度的抗生素标准品和供试品溶液<br>● 能按药典规定在 35 ℃—37 ℃的恒温培养箱中培养 14—16 h | 6. 微生物培养的条件及注意事项<br>● 说出微生物的培养条件<br>● 概述效价测定中微生物培养的注意事项 | |
| | 4. 结果处理及检验报告单的书写<br>● 能利用工具测量抑菌圈的大小，并及时填写实验原始记录<br>● 能根据生物统计公式计算数据，并记录实测效价和可信限率<br>● 能按要求书写检验报告书 | 7. 抑菌圈形成的原因和影响因素<br>● 解释抑菌圈形成的原因<br>● 列举抑菌圈形成的影响因素<br>8. 抗生素效价的计算方法<br>● 概述二剂量法测定效价的方法 | |

（续表）

| 学习任务 | 技能与学习要求 | 知识与学习要求 | 参考学时 |
|---|---|---|---|
| 8. 抗生素效价测定 | 5. 实验清场<br>● 能按规程完成清场工作<br>● 能按规程清洁灭菌小钢管、培养皿等实验设备<br>● 能按规程处理培养基等废物 | 9. 实验清场要求<br>● 记住小钢管（牛津杯）的清洁要求<br>● 说出培养皿的清洁要求及培养基的处理方法 | |
| 总学时 | | | 72 |

## 五、实施建议

### （一）教材编写与选用建议

1. 应依据本课程标准编写教材或选用教材，从国家和市级教育行政部门发布的教材目录中选用教材，优先选用国家和市级规划教材。

2. 教材要充分体现育人功能，注重职业能力培养，有机融入课程思政要求，将课程思政内容与专业知识、技能有机统一。

3. 教材编写应遵循中职学生学习特点与规律，注重学习能力的培养，编写知识脉络清晰、循序渐进并有一定启发性的教材。

4. 教材要以职业能力为出发点，按照职业能力培养由易到难、由简单到复杂、由单一到综合的规律，搭建教材的结构框架。编写教材时也可根据教学内容编写活页式教材，构建以能力为出发点、教学活动灵活多变的教材结构体系。

5. 教材在整体设计和内容选取时要注重引入医药行业和食品行业的新业态、新知识、新技术、新工艺、新方法，对接相应的职业标准和岗位要求，并吸收先进的产业文化和优秀的企业文化。

6. 增强教材对学生的吸引力，教材要贴近学生生活、贴近职场，采用生动活泼的、学生乐于接受的语言、图表等去呈现内容，让学生在使用教材时有亲切感、真实感。

### （二）教学实施建议

1. 切实推进课程思政建设，寓价值观引导于知识传授和能力培养之中，帮助学生塑造正确的世界观、人生观、价值观。要深入梳理教学内容，结合课程特点，深入挖掘课程思政元素，将爱国情怀、科学素养、职业道德、工作习惯、环保意识等思政元素有机融入课程教学，达到润物无声的育人效果。

2. 教学要充分体现职业教育"能力本位、实践导向、做学合一"的课改理念,紧密联系企业生产生活实际,以培养学生的职业能力为目的,通过企业典型任务为载体,加强理论教学与实践教学的结合,充分利用各种实训场所与设备,促进教与学方式转变。

3. 遵循学生的认知特点和学习规律,结合学生的学情,以学为中心设计和组织教学活动。教师应努力成为学生学习的组织者、指导者和同伴。

4. 加强基本操作技能的训练,重视无菌操作技术与标准化操作流程的训练,使学生熟练掌握基本操作技能;有目的地培养学生的生物安全意识和综合实验能力,提高学生的独立实验能力和在实验中解决问题的能力。

5. 充分调动学生学习的积极性、能动性,采取灵活多样的教学方式,积极探索合作学习、探究式学习、体验式学习、混合式学习等体现教学新理念的教学方式。

6. 有效利用现代信息技术手段,改进教学方法与手段,提升教学效果。

（三）教学评价建议

1. 以课程标准为依据,开展基于标准的教学评价。

2. 以评促教、以评促学,通过课堂教学及时评价,不断改进教学手段。

3. 教学评价始终坚持德技并重的原则,构建德技融合的专业课教学评价体系,把思政和职业素养的评价内容与要求细化为具体的评价指标,有机融入专业知识与技能的评价指标体系,强化学生的标准规范以及安全意识,形成可观察、可测量的评价量表,综合评价学生的学习情况。通过有效评价,在日常教学中不断促进学生形成良好的思想品德和职业素养。

4. 注重日常教学中对学生学习的评价,充分利用多种过程性评价工具,如评价表、实验实训报告、网络平台的学习记录等,积累过程性评价数据,形成过程性评价与终结性评价相结合的评价模式。

（四）资源利用建议

1. 注重实训指导教材的开发和应用,借助使用制药企业和食品生产企业的标准操作规程、图片、动画以及视频等资料,使教学和实践完整结合。

2. 注重多媒体仿真软件、多媒体课件等常用课程资源和现代化教学资源的开发和利用,有效地创设形象生动的工作情境,激发学生的学习兴趣,促进学生对知识的理解和掌握。

3. 积极开发和利用网络课程资源,充分利用诸如 NMPA 网站、数字图书馆、教学资源库、慕课网等网上信息资源,促使教学从单一媒体向多种媒体转变、教学活动从信息的单向传递向双向交换转变、学生单独学习向合作学习转变。

4. 充分利用本行业典型的生产企业的资源,进行产教融合,利用实习实训基地,实践产教融合、工学结合的理念,满足学生的实习实训需求。

5. 利用本专业开放实训中心,以实训带动教学,实现教学与实训合一、教学与培训合一、培训与鉴定合一,满足学生综合职业能力培养的要求。

# 药品食品法规课程标准

## 课程名称

药品食品法规

## 适用专业

中等职业学校药品食品检验专业

### 一、课程性质

本课程是中等职业学校药品食品检验专业的专业必修课程,其功能是通过学习药品食品检验工作相关的药品管理、食品管理的法律法规知识,使学生掌握相关的药品食品法规知识和监督管理的方法,为开展药品食品检验工作奠定基础。本课程内容涵盖药品食品检验和监督管理的法规和标准等基本要求,与其他专业课程联系密切,是进一步学习相关专业课程的基础。

### 二、设计思路

本课程遵循必需够用、学用一致的原则,根据中等职业学校药品食品检验专业所对应岗位的工作任务与职业能力分析结果,以药品检验和食品检验所需法规基础相关知识为依据而设置。

课程内容紧紧围绕药品检验和食品检验岗位所需的法规知识,选取了药品和食品法规管理体系、药品管理法、食品安全法、相关国际食品法规及标准等主要内容,遵循适度够用的原则,细化相关法规和标准等知识和专业技能要求,并融入药物检验员和食品检验管理职业技能等级证书的相关考核要求。

课程内容的组织以药品食品相关法规类型为主线,设有药品食品监督管理部门及其职能、国家药品食品法规体系、中华人民共和国药品管理法、我国药品相关法律法规、中华人民共和国食品安全法、我国食品相关法律法规及标准、国际食品法规及标准 7 个学习主题。以任务为引领,通过工作任务整合相关知识、技能与职业素养。

本课程建议学时数为 54 学时。

### 三、课程目标

通过本课程的学习,学生具备药品与食品监督管理的基本知识,有较强的法治观念,能熟悉药品与食品监督管理现状,知悉开展药品食品检验工作遵纪守法的必要性,掌握药品管理和食品安全的程序和法规要求,达到药物检验员职业技能等级证书(四级)和食品检验管理职业技能等级证书(初级)的相关考核要求,具体达成以下职业素养和职业能力目标。

**(一) 职业素养目标**

● 逐渐养成爱岗敬业、认真负责、严谨细致、一丝不苟的职业态度。

● 具有有法可依、有法必依的法律意识。

● 养成自觉遵守国家和行业的相关规定,严格遵守药事管理和食品安全管理要求和法律法规的工作态度。

● 养成诚实守信、尽职尽责、自觉合规的职业习惯。

● 增强法律意识和质量意识,主动关注、理性分析与药品食品相关的社会热点问题,形成知法、守法的行为自觉。

**(二) 职业能力目标**

● 能识别药品食品法律法规监管的范畴,读懂有关药品食品监管的法律法规。

● 能依据药品管理法及实施条例的知识判断假药、劣药。

● 能遵循药品食品生产质量管理的基本原则要求。

● 能依据相关法规正确区分处方药与非处方药,列举特殊药品的管理要求。

● 能运用食品安全法及实施条例知识辨别生活中常见食品的质量安全状况。

## 四、课程内容和要求

| 学习主题 | 内容与学习要求 | 参考学时 |
|---|---|---|
| 1. 药品食品监督管理部门及其职能 | 1. 市场监督管理总局的组织构架及其职能<br>● 识记市场监督管理总局的组织构架及其职能<br>● 能通过市场监督管理总局官方网站查阅各职能部门的职能 | 6 |
| | 2. 国家药品监督管理局的组织构架及其职能<br>● 识记国家药品监督管理局的组织构架及其职能<br>● 能通过国家药品监督管理局网站查阅各职能部门的职能 | |
| | 3. 相关食品监管机构的组织构架及其职能<br>● 识记食品监督管理相关部门及其职能<br>● 能通过市场监督管理总局官方网站查阅各职能部门的职能 | |
| | 4. 药品食品监管法规的发展趋势<br>● 了解药品食品监管现状<br>● 简述药品食品行业法规监管的重要性和必要性 | |

（续表）

| 学习主题 | 内容与学习要求 | 参考学时 |
|---|---|---|
| 2. 国家药品食品法规体系 | 1. 法的基本概念和立法特征<br>● 概述法的基本概念<br>● 概述法的渊源和分类<br>● 概述法律效力与法律责任的含义<br>● 列举中国立法特征<br><br>2. 我国的药品法律法规体系的渊源、实施与监督概况<br>● 说出我国的药品法律法规体系的渊源<br>● 列举我国的药品法律法规体系的实施与监督概况<br><br>3. 我国的食品法律法规体系的渊源、实施与监督概况<br>● 说出我国的食品法律法规体系的渊源<br>● 列举我国的食品法律法规体系的实施与监督概况 | 6 |
| 3. 中华人民共和国药品管理法 | 1. 药品管理法<br>● 概述药品管理法的立法概貌<br>● 说出药品管理法的立法宗旨、适用范围<br><br>2. 药品管理法的主要内容<br>● 简述药品研制和注册要求<br>● 简述药品上市许可持有人管理要求<br>● 简述药品生产和药品经营的管理要求<br>● 简述医疗机构药事管理要求<br>● 简述药品上市后管理、药品价格和广告管理要求<br>● 简述药品储备和供应的管理要求<br>● 简述药品监督管理以及相关的法律责任 | 8 |
| 4. 我国药品相关法律法规 | 1. 药品注册管理办法<br>● 说出药品注册的程序<br>● 记住药品注册的文件要求<br><br>2. 药品生产质量管理规范（GMP）<br>● 理解 GMP 的原则精神<br>● 说出 GMP 的实施目标<br>● 概述 GMP 的主要内容和要求<br>● 能按 GMP 规范要求和岗位规程进行药品生产操作<br><br>3. 药品经营质量管理规范（GSP）<br>● 理解 GSP 的原则精神<br>● 说出 GSP 的实施目标<br>● 概述 GSP 的主要内容和要求<br>● 能按 GSP 规范要求和岗位规程进行药品经营操作 | 10 |

| 学习主题 | 内容与学习要求 | 参考学时 |
|---|---|---|
| 4. 我国药品相关法律法规 | 4. 医疗机构药事管理<br>● 说出医疗机构药事管理的组织机构及职能<br>● 概述调剂业务和处方管理的主要内容<br>● 能遵循处方管理的各项要求 | |
| | 5. 药品管理<br>● 能查阅常用的药品标准<br>● 概述国家基本药物的指导思想<br>● 概述处方药与非处方药的定义及分类管理要求<br>● 能按处方药管理要求管理药品<br>● 记住特殊药品管理要求<br>● 能按特殊药品的管理要求管理麻醉品等特殊药品<br>● 概述药品不良反应监测的程序和要求<br>● 概述《野生药材资源保护管理条例》的主要内容<br>● 概述《中药材生产质量管理规范》的主要内容 | |
| 5. 中华人民共和国食品安全法 | 1. 食品安全法<br>● 概述食品安全法的立法概貌<br>● 列举食品安全法的适用范围 | 6 |
| | 2. 食品安全法的主要内容<br>● 概述食品安全风险监测和评估的管理要求<br>● 概述食品安全标准<br>● 概述食品生产经营和食品检验的管理要求<br>● 简述食品进出口管理要求<br>● 简述食品安全事故处置的管理要求<br>● 简述食品安全监督管理以及相关的法律责任 | |
| 6. 我国食品相关法律法规及标准 | 1. 产品质量法<br>● 说出产品质量法的基本内容<br>● 列举产品质量法的适用范围 | 10 |
| | 2. 计量法<br>● 说出计量法的基本内容<br>● 列举计量法的适用范围 | |
| | 3. 进出口商品检验法<br>● 说出进出口商品检验法的基本内容<br>● 列举进出口商品检验法的适用范围 | |
| | 4. 商标法<br>● 说出商标法的基本内容<br>● 列举商标法的适用范围 | |

（续表）

| 学习主题 | 内容与学习要求 | 参考学时 |
|---|---|---|
| 6. 我国食品相关法律法规及标准 | 5. 食品行政法规、部门规章<br>● 说出产品质量法的基本内容<br>● 列举产品质量法的适用范围 | |
| | 6. 食品标准<br>● 概述食品分类标准<br>● 说出食品包装与标签标准<br>● 说出食品检验规则、标志、运输及贮存标准<br>● 说出食品加工操作技术规程标准<br>● 识记食品安全卫生标准<br>● 说出食品添加剂标准<br>● 说出食品流通标准 | |
| 7. 国际食品法规及标准 | 1. 世界贸易组织（WTO）及其法规和标准<br>● 概述 WTO 起源及其功能<br>● 概述 WTO 协议分类和总体框架结构<br>● 概述 WTO 的技术法规与标准的种类 | 8 |
| | 2. 世界卫生组织、联合国粮农组织和国际食品法典委员会<br>● 概述世界卫生组织的功能<br>● 概述联合国粮农组织的历史和功能<br>● 概述国际食品法典委员会的功能<br>● 概述食品法典的功能 | |
| | 3. 国际食品标准组织<br>● 简述国际标准化组织（ISO）的组织功能<br>● 简述 ISO 标准的分类及认证要求<br>● 简述与食品安全紧密相关的 ISO 标准的名称及要求 | |
| | 4. 美国食品安全法律法规概论<br>● 概述美国食品安全法律法规体系的发展与现状<br>● 叙述美国食品安全法律法规概况<br>● 概述美国食品安全标准体系<br>● 概述美国食品法规实际执行情况 | |
| | 5. 欧盟食品安全法律法规与标准<br>● 概述欧盟食品法规体系的发展与现状<br>● 叙述欧盟食品安全法律法规概况<br>● 概述欧盟食品安全标准<br>● 概述欧盟食品安全监管机构<br>● 列举欧盟关于食品安全的重要制度 | |

（续表）

| 学习主题 | 内容与学习要求 | 参考学时 |
|---|---|---|
| 7. 国际食品法规及标准 | 6. 日本食品安全法律法规与标准<br>● 概述日本食品安全法律法规体系的发展与现状<br>● 叙述日本食品安全法律法规概况<br>● 概述日本食品安全标准体系<br>● 概述日本食品法规执行情况 | |
| 总学时 | | 54 |

## 五、实施建议

### （一）教材编写与选用建议

1. 应依据本课程标准编写教材或选用教材，从国家和市级教育行政部门发布的教材目录中选用教材，优先选用国家和市级规划教材。

2. 教材要充分体现全面育人功能，教材内容、素材紧密结合当前产业发展情形及法规监管现状，并融入课程思政要求，将药品食品监管、课程思政内容、专业知识、技能、劳动精神等有机统一。

3. 教材应突出重点，使用实际案例、法规解读、案件点评等多种形式，着力解答与学生实际工作需要的法规条文。教材表达必须精练、准确、科学。

4. 增强教材对学生的吸引力，教材要贴近学生生活、贴近药品食品监管现状，采用生动活泼的、学生乐于接受的语言、漫画、视频等去呈现丰富的教学内容，让学生在使用教材时有亲切感、真实感。

### （二）教学实施建议

1. 切实推进药品食品法规与劳动精神、课程思政结合，寓法治观、劳动观、价值观引导于知识传授和能力培养之中，帮助学生塑造正确的法治观、劳动观、价值观。要深入梳理教学内容，结合药品食品法规课程特点，深入挖掘药品食品法规要素、课程思政元素，有机融入课程教学，达到润物无声的育人效果。

2. 在教学过程中，应立足于加强学生对药品食品法规的实际应用能力的培养。通过社会调查、模拟实训、生活实践等多种途径，采用相应法规相配合的项目教学，以实践任务为引领，提高学生的学习兴趣，激发学生的成就感，培养学生的综合能力。

3. 坚持以学生为中心的教学理念，充分尊重学生，遵循学生的认知特点和学习规律，在教学过程中，积极调动学生学习的积极性和主动性，采用案例分析、学生提问、学生回答与教师解答、指导有机结合,让学生在教与学的过程中,熟练掌握相应法规条款。

4. 在教学过程中,根据药品食品的法规条款,选择和采用相关的实际案例,通过案例分析,加强学生对法规条例的理解。

5. 有效利用视频、漫画等现代信息技术手段,改进教学方法与手段,提升教学效果。

（三）教学评价建议

1. 以课程标准为依据,开展基于标准的教学评价。

2. 以评促教、以评促学,通过课堂教学及时评价,不断改进和丰富教学手段。

3. 教学评价始终坚持德技并重的原则,细化法规、德育、职业技能和职业素养的评价内容,综合评价学生的学习情况。通过有效评价,强化学生的法规意识、劳动精神、医药职业道德和岗位实践技能。

4. 丰富教学评价手段和方法,关注评价的多元性,结合课堂提问、学生作业、平时测验、案例分析及考试情况,综合评价学生成绩。

5. 注重考核学生在实践中分析问题、解决问题的能力,对在学习和应用上有创新的学生应给予特别鼓励,全面综合评价学生掌握药品和食品法规的程度。

（四）资源利用建议

1. 结合药品食品法规条款,积极开展视听光盘、教学视频、实际案例等常用课程资源和现代化教学资源的开发和利用,创设形象生动的工作情境,激发学生的学习兴趣,促进学生对知识的了解和掌握。

2. 推进药品食品法规精品课程建设,使之具备学校教学、社会培训、职业技能证书考证的功能,满足学生综合职业能力培养的要求。

# 药物制剂技术课程标准

## ▍课程名称

药物制剂技术

## ▍适用专业

中等职业学校药品食品检验专业

## 一、课程性质

本课程是中等职业学校药品食品检验专业的专业必修课程,其功能是使学生理解常见药物剂型的概念、特点、分类、质量标准等基础知识,掌握常见剂型的制备、质量检查等基本应用技能。本课程是学生后续学习药物分析技术等专业课程的基础。

## 二、设计思路

本课程遵循任务引领、理实一体的原则,根据药品食品检验专业的工作任务与职业能力分析结果,以药品检验相关工作中所需的药物制剂基础知识和产品制备的基本技能为依据而设置。

课程内容紧紧围绕药品检验岗位所需的药物制剂基本知识,选取了认识药物制剂、制备液体制剂、制备注射剂和眼用液体制剂、制备固体制剂、制备半固体和其他制剂等主要内容,遵循适度够用的原则,确定相关理论知识、专业技能与要求,并融入药物检验员职业技能等级证书(四级)的相关考核要求。

课程内容的组织遵循药物制剂基础知识的认知规律,以常见剂型的制备流程为主线,设有走进药物制剂、认识液体制剂、制备液体制剂、制备制药用水、认识注射剂、认识眼用液体制剂、制备散剂和颗粒剂、制备片剂、制备胶囊剂、认识微丸、制备软膏剂和乳膏剂、制备栓剂、认识其他制剂 13 个学习任务。以任务为引领,通过工作任务整合相关知识、技能与职业素养。

本课程建议学时数为 72 学时。

## 三、课程目标

通过本课程的学习,学生具备药物制剂的定义、特点、质量要求和制备方法等基础理论知识,掌握常见剂型的制备和质量控制的技能,能读懂产品制备工艺流程图,能使用设备和仪器、按照标准操作规程制备药品和进行质量检查,达到药物检验员职业技能等级证书(四级)的相关考核要求,具体达成以下职业素养和职业能力目标。

## (一)职业素养目标

- 逐渐养成爱岗敬业、认真负责、严谨细致、一丝不苟的职业态度。
- 树立质量意识,遵守药品制备的相关操作规程,真实准确地填写制备和检验记录。
- 具有诚实守信、认真负责、沟通合作的良好素质。
- 养成尽职尽责、敢于担当的优良品质。
- 增强药品生产的规范意识,主动关注、客观分析与药品生产和质量相关的社会热点问题,形成诚信、合规的行动自觉。

## (二)职业能力目标

- 能识别液体制剂、注射剂和眼用液体制剂、固体制剂、半固体及其他制剂的种类和特点。
- 能查阅液体制剂、注射剂和眼用液体制剂、固体制剂、半固体及其他制剂的质量标准。
- 能按标准操作规程,正确使用仪器设备,完成典型液体制剂、固体制剂和半固体制剂产品的制备。
- 能按标准操作规程,熟练使用电子天平、崩解时限仪等仪器设备,在制备过程中检查产品质量。
- 能按要求正确、及时、完整地填写制备和检验记录。
- 能运用药物制剂知识分析和解决生活中的实际问题。

## 四、课程内容与要求

| 学习任务 | 技能与学习要求 | 知识与学习要求 | 参考学时 |
|---|---|---|---|
| 1. 走进药物制剂 | 1. 药物剂型识别<br>● 能正确判断药品所属的剂型类别 | 1. 药物制剂的定义<br>● 说出药物制剂的定义<br>2. 药物制剂的常用术语<br>● 解释药物制剂的常用术语<br>3. 药物剂型的类型<br>● 说出药物剂型的类型<br>● 举例说明药物制成剂型的目的 | 2 |
| | 2. 药品标准查阅<br>● 能熟练查阅《中华人民共和国药典》及其他药品标准 | 4. 药品标准<br>● 说出《中华人民共和国药典》等药品标准性质<br>● 列举《中华人民共和国药典》等药品标准组成 | |

（续表）

| 学习任务 | 技能与学习要求 | 知识与学习要求 | 参考学时 |
|---|---|---|---|
| 2. 认识液体制剂 | 1. 液体制剂识别<br>● 能正确识别常见液体制剂，并说出其类型 | 1. 液体制剂的定义和分类<br>● 说出液体制剂的定义<br>● 列举常用液体制剂的类型<br>2. 液体制剂的质量评价<br>● 列举常用液体制剂的质量评价项目<br>● 简述液体制剂的质量要求 | 2 |
|  | 2. 常用溶剂选择<br>● 能正确判断液体制剂常用溶剂的类别<br>● 能根据药物性质，正确选用液体制剂的溶剂 | 3. 液体制剂的溶剂<br>● 举例说明常用溶剂的类型和名称<br>● 简述常用溶剂的特点 |  |
|  | 3. 附加剂选择<br>● 能正确判断液体制剂常用附加剂的类型<br>● 能根据药物性质，正确选用液体制剂的附加剂 | 4. 液体制剂的附加剂<br>● 举例说明常用附加剂的种类<br>● 简述常用附加剂的性质 |  |
|  | 4. 表面活性剂选择<br>● 能正确判断表面活性剂的类型<br>● 能根据药物性质，正确选用表面活性剂 | 5. 表面活性剂<br>● 描述表面活性剂的定义并列举常见的表面活性剂<br>● 简述表面活性剂的结构特点<br>6. 表面活性剂的应用<br>● 举例说明表面活性剂在药物制剂中的主要应用 |  |
| 3. 制备液体制剂 | 1. 溶液型液体制剂识别<br>● 能正确识别溶液型液体制剂的类型 | 1. 溶液型液体制剂的定义和分类<br>● 说出溶液型液体制剂的定义<br>● 举例说明溶液型液体制剂的类型 | 18 |
|  | 2. 溶液型液体制剂制备<br>● 能按标准操作规程制备溶液型液体制剂，并规范填写记录 | 2. 溶液型液体制剂的制备方法<br>● 简述溶液型液体制剂的制备方法<br>3. 溶液型液体制剂的质量要求<br>● 说出溶液型液体制剂的质量要求 |  |
|  | 3. 胶浆剂制备<br>● 能按标准操作规程制备胶浆剂，并规范填写记录 | 4. 胶浆剂的定义<br>● 说出胶浆剂的定义<br>5. 胶浆剂的制备<br>● 简述胶浆剂的制备方法 |  |

（续表）

| 学习任务 | 技能与学习要求 | 知识与学习要求 | 参考学时 |
|---|---|---|---|
| 3. 制备液体制剂 | 4. 混悬剂制备<br>● 能正确运用增加混悬剂稳定性的措施<br>● 能按标准操作规程制备混悬剂，并规范填写记录<br>● 能正确检测混悬剂的质量 | 6. 混悬剂的定义和特点<br>● 说出混悬剂的定义<br>● 简述混悬剂的特点<br>7. 混悬剂的质量要求及检查方法<br>● 说出混悬剂的质量要求及检查方法<br>● 简述影响混悬剂稳定性的因素<br>8. 混悬剂的制备方法<br>● 简述混悬剂的制备方法 | |
| | 5. 乳剂制备<br>● 能正确选用设备，按标准操作规程制备乳剂，并规范填写记录<br>● 能分析乳剂处方中各组成的作用<br>● 能运用鉴别实验，正确判断乳剂的类型<br>● 能正确检查乳剂的质量 | 9. 乳剂的定义和分类<br>● 说出乳剂的定义<br>● 举例说明乳剂的类型<br>10. 乳剂的质量要求<br>● 简述乳剂的质量要求<br>● 简述乳剂的质量检查方法<br>11. 乳剂的制备方法<br>● 说出乳剂的处方组成<br>● 简述乳剂的制备方法<br>12. 乳化剂<br>● 说出乳化剂的定义<br>● 说出乳化剂的应用特点 | |
| | 6. 浸出制剂识别<br>● 能识别浸出制剂 | 13. 浸出制剂的定义、分类和特点<br>● 说出浸出制剂的定义和类型<br>● 简述浸出制剂的特点<br>14. 浸出方法<br>● 举例说明常用的浸出方法<br>● 列举常用的浸出仪器和设备 | |
| 4. 制备制药用水 | 1. 制药用水识别<br>● 能识别纯化水和注射用水 | 1. 制药用水的定义、分类和特点<br>● 说出制药用水的定义和分类<br>● 简述制药用水的应用特点<br>2. 制药用水的质量要求<br>● 简述纯化水和注射用水的质量要求 | 3 |
| | 2. 制药用水制备<br>● 能画出纯化水的制备工艺流程图<br>● 能画出注射用水的制备工艺流程图 | 3. 制药用水的制备方法<br>● 简述纯化水和注射用水的制备方法<br>● 简述纯化水系统和多效蒸馏水系统的组成 | |

（续表）

| 学习任务 | 技能与学习要求 | 知识与学习要求 | 参考学时 |
|---|---|---|---|
| 4. 制备制药用水 | 3. 热原去除<br>● 能采用正确的方法去除热原 | 4. 热原的定义和性质<br>● 说出热原的定义<br>● 简述热原的性质<br>5. 热原的组成<br>● 列举热原的组成<br>6. 热原的去除方法<br>● 简述热原的污染途径<br>● 举例说明热原的去除方法 | |
| 5. 认识注射剂 | 1. 注射剂识别<br>● 能正确识别注射剂类型 | 1. 注射剂的定义和分类<br>● 说出注射剂的定义和分类<br>● 简述注射剂的特点<br>2. 注射剂的组成<br>● 简述注射剂的组成<br>3. 注射剂的给药途径<br>● 说出不同类型注射剂的给药途径<br>4. 注射剂的质量要求<br>● 简述注射剂的质量要求 | 8 |
| | 2. 灭菌与洁净技术选择<br>● 能根据药品、包装材料等性质,选择合适的灭菌方法<br>● 能根据药品工艺和生产的特点,选择合适的洁净条件 | 5. 灭菌与空气洁净技术<br>● 举例说明常用灭菌方法<br>● 列举常用的空气洁净技术<br>6. 药品生产洁净区<br>● 简述药品生产洁净区的划分与洁净要求 | |
| | 3. 小容量注射液制备工艺流程图绘制<br>● 能画出小容量注射液的制备工艺流程图 | 7. 小容量注射液的制备工艺与方法<br>● 简述小容量注射液的安瓿处理、配液、灌封的制备工艺与方法<br>● 简述小容量注射液的灭菌检漏、灯检、印字与包装的制备工艺与方法<br>8. 小容量注射液的质量要求<br>● 简述小容量注射液的质量要求 | |
| | 4. 输液识别<br>● 能识别输液的类型<br>● 能看懂输液的制备工艺流程图 | 9. 输液的定义、分类和特点<br>● 说出输液的定义、分类<br>● 简述输液的特点<br>10. 输液的制备工艺和质量要求<br>● 简述输液的制备工艺与方法<br>● 简述输液的质量要求 | |

（续表）

| 学习任务 | 技能与学习要求 | 知识与学习要求 | 参考学时 |
|---|---|---|---|
| 5. 认识注射剂 | 5. 注射用无菌粉末制备工艺流程图绘制<br>● 能识别注射用无菌粉末的类型<br>● 能画出注射用无菌粉末的制备工艺流程图 | 11. 注射用无菌粉末的定义和分类<br>● 说出注射用无菌粉末的定义<br>● 列举注射用无菌粉末的分类<br>12. 注射用无菌粉末的制备工艺<br>● 简述无菌分装产品的制备工艺与方法<br>● 简述冷冻干燥产品的制备工艺与方法<br>13. 真空冷冻干燥的原理及适用范围<br>● 简述无菌溶液真空冷冻干燥的原理<br>● 列举真空冷冻干燥工艺的适用范围<br>14. 注射用无菌粉末的质量要求<br>● 简述无菌分装产品的质量要求<br>● 简述无菌冷冻干燥产品的质量要求 | |
| 6. 认识眼用液体制剂 | 1. 眼用液体制剂的制备工艺流程图<br>● 能看懂滴眼剂的制备工艺流程图 | 1. 眼用液体制剂的定义和分类<br>● 说出眼用液体制剂的定义<br>● 列举眼用液体制剂的分类<br>2. 滴眼剂的制备工艺<br>● 简述滴眼剂的制备工艺和方法<br>3. 滴眼剂的质量要求<br>● 简述滴眼剂的质量要求 | 1 |
| | 2. 眼用液体制剂处方分析<br>● 能分析滴眼剂处方中各组成的作用 | 4. 滴眼剂的附加剂<br>● 举例说明滴眼剂的附加剂 | |
| 7. 制备散剂和颗粒剂 | 1. 固体制剂识别<br>● 能正确识别各类固体制剂的类型 | 1. 固体制剂的类型和体内吸收<br>● 说出固体制剂的类型、特点<br>● 简述固体制剂的体内吸收情况 | 8 |
| | 2. 散剂类型的识别<br>● 能正确识别不同类型的散剂 | 2. 散剂的定义、分类和特点<br>● 说出散剂的定义及分类<br>● 简述散剂的特点 | |
| | 3. 粉碎操作<br>● 能按操作规程使用粉碎机进行粉碎操作 | 3. 粉碎的原理及方法<br>● 说出粉碎的定义、目的和方法<br>● 简述常用粉碎设备的结构和原理 | |
| | 4. 筛分操作<br>● 能按操作规程使用筛分机进行筛分操作 | 4. 筛分的原理及方法<br>● 说出筛分的定义、目的和方法<br>● 简述常用筛分设备的结构和原理 | |

（续表）

| 学习任务 | 技能与学习要求 | 知识与学习要求 | 参考学时 |
|---|---|---|---|
| 7. 制备散剂和颗粒剂 | 5. 混合操作<br>● 能按操作规程使用混合机进行混合操作 | 5. 混合原理和方法<br>● 说出混合的定义、目的和方法<br>● 简述常用混合设备的结构和原理 | |
| | 6. 散剂工艺流程识图<br>● 能画出散剂的制备工艺流程图 | 6. 散剂的制备工艺<br>● 简述散剂的制备工艺流程和方法<br>7. 散剂的质量要求<br>● 简述散剂的质量要求 | |
| | 7. 颗粒剂识别<br>● 能正确识别颗粒剂的类型 | 8. 颗粒剂的定义、分类和特点<br>● 记住颗粒剂的定义和分类<br>● 简述颗粒剂的特点<br>9. 颗粒剂的质量要求<br>● 简述颗粒剂的质量要求 | |
| | 8. 颗粒剂制备<br>● 能画出颗粒剂的制备工艺流程图<br>● 能按标准操作规程制备颗粒剂，并规范填写记录 | 10. 制粒的目的和方法<br>● 简述制粒的目的<br>● 简述常用制粒方法<br>11. 颗粒剂的制备工艺流程<br>● 简述颗粒剂的制备工艺流程 | |
| | 9. 颗粒剂质量检查<br>● 能在制粒操作中，按标准操作规程检查颗粒质量 | 12. 颗粒剂的质量检查要求<br>● 简述颗粒剂外观检查、粒度检查、水分检查的质量要求和检查方法 | |
| 8. 制备片剂 | 1. 片剂识别<br>● 能正确识别片剂 | 1. 片剂的定义、分类和特点<br>● 说出片剂的定义和分类<br>● 简述片剂的特点<br>2. 片剂的质量标准<br>● 简述片剂的质量要求 | 8 |
| | 2. 辅料识别<br>● 能分析片剂处方中各组成的作用 | 3. 片剂的辅料<br>● 说出片剂常用辅料的种类<br>● 举例说明常用的稀释剂与吸收剂、润湿剂与黏合剂以及崩解剂的作用 | |
| | 3. 片剂压制<br>● 能画出片剂的制备工艺流程图<br>● 能按标准操作规程制备片剂，并规范填写记录 | 4. 片剂的制备工艺<br>● 简述片剂的制备工艺流程<br>● 说出片剂的常用制备方法 | |

(续表)

| 学习任务 | 技能与学习要求 | 知识与学习要求 | 参考学时 |
|---|---|---|---|
| 8. 制备片剂 | 4. 片剂的质量检查<br>● 能在压片操作中,按标准操作规程检查片剂质量 | 5. 片剂的质量检查项目<br>● 简述素片的外观质量检查、片重及重量差异检查、崩解时限检查的质量要求和检查方法 | |
| | 5. 包衣材料选择<br>● 能根据药品特点,选用合适的包衣材料 | 6. 包衣的定义、分类和目的<br>● 说出片剂包衣的定义与分类<br>● 说出片剂包衣的目的<br>7. 片剂的包衣材料<br>● 说出常用包衣材料的种类<br>● 举例说明常用的包衣材料的性质与应用 | |
| | 6. 片剂包衣<br>● 能读懂片剂包衣的工艺流程图 | 8. 片剂的包衣方法<br>● 说出片剂包衣的工艺流程<br>● 简述包衣的常用方法<br>9. 包衣片的质量检查项目<br>● 简述包衣片的外观检查、包衣增重检查、崩解时限检查的质量要求 | |
| 9. 制备胶囊剂 | 1. 硬胶囊剂识别<br>● 能正确识别硬胶囊 | 1. 胶囊剂的定义、分类和特点<br>● 说出胶囊剂的定义和分类<br>● 简述硬胶囊剂的特点<br>2. 胶囊剂的质量要求<br>● 简述硬胶囊剂的质量要求 | 6 |
| | 2. 硬胶囊剂制备<br>● 能画出硬胶囊剂的制备工艺流程图<br>● 能按标准操作规程制备硬胶囊剂,并规范填写记录 | 3. 胶囊剂的制备工艺<br>● 简述硬胶囊剂的制备工艺流程<br>4. 硬胶囊剂的制备方法<br>● 说出硬胶囊剂制备常用的充填方法 | |
| | 3. 硬胶囊剂制备的质量检查<br>● 能检查硬胶囊剂的质量 | 5. 硬胶囊剂制备的质量检查要求和方法<br>● 简述硬胶囊剂外观检查、装量差异检查、崩解时限检查的质量要求和检查方法 | |
| | 4. 软胶囊剂识别<br>● 能正确识别软胶囊<br>● 能看懂软胶囊剂的制备工艺流程图 | 6. 软胶囊剂的定义和特点<br>● 说出软胶囊剂的定义<br>● 简述软胶囊剂的特点<br>7. 软胶囊剂的制备方法<br>● 说出软胶囊剂的制备工艺流程<br>8. 软胶囊剂的质量要求<br>● 简述软胶囊剂的质量要求 | |

（续表）

| 学习任务 | 技能与学习要求 | 知识与学习要求 | 参考学时 |
|---|---|---|---|
| 10. 认识微丸 | 1. 微丸识别<br>● 能正确识别微丸类型<br><br>2. 微丸制备工艺流程识读<br>● 能读懂微丸制备工艺流程图 | 1. 微丸的定义、分类和特点<br>● 记住微丸的定义和分类<br>● 简述微丸的特点<br>2. 微丸的质量要求<br>● 简述微丸的质量要求<br>3. 微丸的辅料<br>● 举例说明微丸的辅料<br>4. 微丸的制备工艺<br>● 简述常用微丸的制备工艺 | 1 |
| 11. 制备软膏剂和乳膏剂 | 1. 软膏剂和乳膏剂识别<br>● 能正确辨别软膏剂和乳膏剂的类型<br><br>2. 基质和附加剂识别<br>● 能分析软膏剂和乳膏剂处方中各组成的作用<br><br>3. 软膏剂和乳膏剂制备<br>● 能画出软膏剂和乳膏剂制备工艺流程图<br>● 能按标准操作规程制备软膏和乳膏，并规范填写记录 | 1. 软膏剂和乳膏剂的定义和分类<br>● 说出软膏剂和乳膏剂的定义<br>● 举例说明软膏剂和乳膏剂的分类<br>2. 软膏剂和乳膏剂的质量要求<br>● 简述软膏剂和乳膏剂外观检查、装量检查、黏度和稠度检查的质量要求<br>3. 软膏剂和乳膏剂的基质<br>● 举例说明软膏剂常用基质的分类<br>● 简述乳膏剂基质的应用特点<br>4. 软膏剂和乳膏剂的附加剂<br>● 举例说明软膏剂和乳膏剂的附加剂的分类<br>● 简述软膏剂和乳膏剂的附加剂的应用特点<br>5. 软膏剂和乳膏剂的制备方法<br>● 举例说明软膏剂和乳膏剂的制备方法 | 7 |
| 12. 制备栓剂 | 1. 栓剂识别<br>● 能正确识别栓剂的类型 | 1. 栓剂的定义、分类和特点<br>● 说出栓剂的定义和分类<br>● 简述栓剂的作用特点<br>2. 栓剂的质量要求<br>● 简述栓剂的外观检查、重量差异检查、融变时限检查的质量要求 | 6 |

(续表)

| 学习任务 | 技能与学习要求 | 知识与学习要求 | 参考学时 |
|---|---|---|---|
| 12. 制备栓剂 | 2. 栓剂制备<br>● 能画出栓剂的制备工艺流程图<br>● 能按标准操作规程制备栓剂,并规范填写记录 | 3. 栓剂的基质和附加剂<br>● 举例说明栓剂常用的基质<br>● 列举栓剂常用的附加剂<br>4. 栓剂的制备工艺<br>● 简述栓剂的制备工艺 | |
| 13. 认识其他制剂 | 1. 滴丸剂识别<br>● 能正确识别滴丸剂的类型<br>● 能看懂滴丸剂的制备工艺流程图 | 1. 滴丸剂的定义、分类和特点<br>● 说出滴丸剂的定义和分类<br>● 简述滴丸剂的特点<br>2. 滴丸剂的质量要求<br>● 简述滴丸剂的质量要求<br>3. 滴丸剂的制备工艺<br>● 了解滴丸剂的制备工艺流程 | 2 |
| | 2. 气雾剂、粉雾剂和喷雾剂识别<br>● 能正确区分气雾剂、粉雾剂和喷雾剂<br>● 能正确区分气雾剂、粉雾剂和喷雾剂的使用方法<br>● 能看懂气雾剂、粉雾剂和喷雾剂的制备工艺流程图 | 4. 气雾剂、粉雾剂和喷雾剂的定义和特点<br>● 说出气雾剂、粉雾剂和喷雾剂的定义<br>● 简述气雾剂、粉雾剂和喷雾剂的特点<br>5. 气雾剂、粉雾剂和喷雾剂的组成<br>● 了解气雾剂、粉雾剂和喷雾剂的组成成分<br>6. 气雾剂、粉雾剂和喷雾剂的质量要求<br>● 简述气雾剂、粉雾剂和喷雾剂的质量要求和检查方法<br>7. 气雾剂、粉雾剂和喷雾剂的制备工艺<br>● 了解气雾剂、粉雾剂和喷雾剂的制备工艺流程 | |
| 总学时 | | | 72 |

## 五、实施建议

### (一)教材编写与选用建议

1. 应依据本课程标准编写教材或选用教材,从国家和市级教育行政部门发布的教材目录中选用教材,优先选用国家和市级规划教材。

2. 教材编写应以学生的"学"为中心,遵循中职学生学习特点与规律,以学生的思维方式设计教材结构和组织教材内容。

3. 教材要以职业能力的逻辑关系为线索,按照职业能力培养由易到难、由简单到复杂、由单一到综合的规律,搭建教材的结构框架,确定教材各部分的目标、内容,并进行相应的任务、活动设计等,从而建立起一个结构清晰、层次分明的教材结构体系。

4. 教材建设应体现通用性、实用性及先进性原则。教材内容应有机融入课程思政元素,融入药物制剂技术发展的新知识、新技术和新方法,吸收先进的产业文化和优秀的企业文化,反映出对从业人员的综合素质要求,更贴近本专业的发展和实际需要。

5. 教材文字表述要精练、准确,内容展现应做到图文并茂,力求易学、易懂。

**(二)教学实施建议**

1. 切实推进课程思政建设,寓价值观引导于知识传授和能力培养之中,帮助学生塑造正确的世界观、人生观、价值观。要深入梳理教学内容,结合课程特点,挖掘课程思政、劳动精神、工匠精神、人文关怀等元素,介绍我国科技工作者在制药工业发展进程中的贡献,让学生体会认同我国技术人员为中华民族伟大复兴的初心和使命,增强民族自信心,加强爱国主义教育。在教学中有机融入质量意识及人文关怀元素,培育学生实事求是、尊重科学、善待生命的意识。

2. 教学要充分体现职业教育"实践导向、任务引领、理实一体、做学合一"的课改理念,紧密联系企业生产生活实际,通过企业典型任务为载体,加强理论教学与实践教学的结合,充分利用各种实训场所与设备,让学生在做中学、学中做。围绕药物制剂的重要概念,利用直观、典型、鲜活的案例创设问题情境,培养学生尊重科学、独立思考的意识,促进学生综合素养的养成。

3. 牢固树立以学生为中心的教学理念,充分尊重学生。教师应成为学生学习的组织者、指导者和同伴,遵循学生的认知特点和学习规律,围绕学生的"学"设计教学活动。注重实验探究和实践活动等学习形式的设计,引导学生转变学习方式,促进专业核心素养的达成。

4. 在教学过程中,借助实物、图片、动画、微课、仿真软件等教学资源辅助教学,改进教学方法与手段,提升教学效果。

**(三)教学评价建议**

1. 以课程标准为依据,开展基于标准的教学评价。

2. 以评促教、以评促学,通过课堂教学及时评价,不断改进教学手段。

3. 教学评价始终坚持德技并重的原则,构建德技融合的专业课程教学评价体系,把思政和职业素养的评价内容与要求细化为具体的评价指标,有机融入专业知识与技能的评价指标体系,形成可观察、可测量的评价量表,综合评价学生的学习情况。通过有效评价,在日常教学中不断促进学生形成良好的思想品德和职业素养。

4. 注重日常教学中对学生学习的评价,充分利用多种过程性评价工具,如评价表、记录袋等,积累过程性评价数据,形成过程性评价与终结性评价相结合的评价模式。

**(四) 资源利用建议**

1. 注重视听光盘、教学仪器、多媒体仿真软件、多媒体课件等常用课程资源和现代化教学资源的开发和利用,与真实的工作场景相结合,丰富教学手段和方法,激发学生的学习兴趣,促进学生对知识的理解和掌握。同时建议加强课程资源的开发,建立跨校的多媒体课程资源数据库,努力实现多媒体资源的共享,以提高课程资源利用效率。

2. 积极开发和利用网络课程资源,充分利用诸如电子书籍、电子期刊、数据库、数字图书馆、教育网站和电子论坛等网上信息资源,促使教学媒体从单一媒体向多种媒体转变、教学活动从信息的单向传递向双向交换转变、学生从单独学习向合作学习转变。同时应积极创造条件搭建远程教学平台,扩大课程资源的交互空间。

3. 产学合作开发实验实训课程资源,充分利用本行业典型的生产企业的资源,进行产学合作,建立实习实训基地,实行工学交替,满足学生的实习实训需求,同时为学生的就业创造机会。

4. 建立本专业开放实训中心,使之具备现场教学、实验实训、职业技能证书考证的综合功能,实现教学与实训合一、教学与培训合一、教学与考证合一,满足学生综合职业能力培养的要求。

# 实验室管理课程标准

## 课程名称

实验室管理

## 适用专业

中等职业学校药品食品检验专业

### 一、课程性质

本课程是中等职业学校药品食品检验专业的专业必修课程,其功能是使学生理解和掌握文件管理、试剂管理、仪器管理的基本内容和要求,具备从事实验室管理的基本能力。本课程是学习其他专业课程的基础。

### 二、设计思路

本课程遵循理实一体、任务引领的原则,根据药品食品检验专业的工作任务与职业能力分析结果,以实验室管理工作任务与职业能力为依据而设置。

课程内容紧紧围绕完成药品检验、食品检验等实验室管理的相关工作所需职业能力培养的需要,选取了试剂及试液管理、标准品和对照品管理、取样留样和稳定性考察管理、分析仪器的管理、受控文件管理等主要内容,遵循适度够用的原则,确定相关理论知识、专业技能与要求,并融入药物检验员、食品检验管理职业技能等级证书的相关考核要求。

课程内容的组织以实验室管理活动为主线,设有取样留样和稳定性考察管理、检验流程管理、试剂和试液管理、标准品和对照品管理、菌种管理、分析仪器管理、受控文件管理、实验室信息管理系统(LIMS)的应用 8 个学习任务。以任务为引领,通过工作任务整合相关知识、技能与职业素养。

本课程建议学时数为 36 学时。

### 三、课程目标

通过本课程的学习,学生具备实验室管理基础理论知识,掌握实验室管理工作的基本技能,能按照实验室管理工作要求进行仪器、试剂、文件等管理,并能了解实验室信息管理系统,达到药物检验员或食品检验管理职业技能等级证书的相关考核要求,具体达成以下职业素养和职业能力目标。

### （一）职业素养目标

● 逐渐养成爱岗敬业、认真负责、严谨细致、一丝不苟的职业态度。

● 严格遵守实验室管理制度,养成良好的实验室安全管理的操作习惯。

● 自觉遵守实验室管理操作规程完成各项任务,养成良好的规范意识和质量意识。

● 客观记录实验数据,不弄虚作假,养成诚实守信的意识。

● 具有较强的责任心,尽职尽责,敢于担当,不推诿。

● 在实训实习过程中,不怕累、不怕苦、不怕脏,逐步养成吃苦耐劳的职业精神。

### （二）职业能力目标

● 能按规程领用和存放,并及时规范地记录及标记试剂和试液等。

● 能按规程管理一般标准品、对照品及特殊标准品、对照品。

● 能规范地对微生物实验室的菌种进行管理。

● 能按规程对待检物料进行取样留样和稳定性考察。

● 能按规程规范管理检验流程。

● 能按规程维护保养实验室分析仪器。

● 能按规程规范管理质量标准等受控文件,并做好文件分级保密管理。

● 能规范安装、操作 LIMS 等管理软件,并能熟练应用各种管理功能。

## 四、课程内容和要求

| 学习任务 | 技能与学习要求 | 知识与学习要求 | 参考学时 |
|---|---|---|---|
| 1. 取样留样和稳定性考察管理 | 1. 取样管理<br>● 能按规程选择适合的取样器具<br>● 能按规程进行规范取样<br>● 能规范记录取样过程<br>● 能按规程处理取样的废料 | 1. 取样的定义及应用范围<br>● 说出取样的定义及应用范围<br>2. 取样的器具种类及使用注意事项<br>● 列举取样的器具种类<br>● 说出取样器具的清洗、储存方法和注意事项<br>3. 取样的基本要求及流程<br>● 概述取样的基本要求<br>● 概述取样流程<br>4. 取样废料的处理流程<br>● 概述取样废料的处理流程 | 6 |

（续表）

| 学习任务 | 技能与学习要求 | 知识与学习要求 | 参考学时 |
|---|---|---|---|
| 1. 取样留样和稳定性考察管理 | 2. 留样管理<br>● 能按规程管理留样室及留样记录仪器<br>● 能按规程观察并记录供试品状态<br>● 能按规程处理报废的留样 | 5. 留样的定义及应用范围<br>● 说出留样的定义及应用范围<br>6. 留样量和储存要求<br>● 概述留样量和储存的具体要求<br>7. 留样记录仪器和使用仪器的要求<br>● 列举留样记录仪器和使用仪器<br>● 说出药品留样的目检观察注意事项<br>8. 留样报废程序<br>● 说出留样报废的具体程序 | |
| | 3. 稳定性考察管理<br>● 能按规范制订稳定性试验计划<br>● 能按规程管理稳定性试验箱等仪器<br>● 能按规程进行药品的稳定性试验<br>● 能按规程处理稳定性试验数据 | 9. 稳定性考察的定义<br>● 说出稳定性考察的定义及意义<br>10. 稳定性试验的检验项目<br>● 概述稳定性试验的检验项目<br>● 简述稳定性试验每个检验项目的具体要求<br>11. 稳定性试验箱等仪器的使用<br>● 说出稳定性试验箱等仪器的使用方法及注意事项<br>12. 稳定性试验的数据处理方法<br>● 简述稳定性试验的数据处理方法 | |
| 2. 检验流程管理 | 1. 物料和产品的检验流程<br>● 能按规程核对供试品信息<br>● 能按检验要求准备相关的检验仪器、设备、试剂等<br>● 能按规程对实验室环境、仪器场地进行检查确认<br>● 能按规程整理、清洁检验仪器和检验场地 | 1. 物料和产品的检验前核对要求<br>● 记住供试品检验前核对品名、规格和批号的要求<br>2. 检验仪器、设备、试剂的准备要点<br>● 说出按检验要求准备相关的检验仪器、设备、试剂的要点<br>3. 实验室环境、仪器场地的检查要点<br>● 说出按规程检查实验室环境的要点<br>● 说出按规程检查仪器场地的要点<br>4. 检验仪器和检验场地的整理、清洁要点<br>● 说出检验仪器的整理、清洁要点<br>● 说出检验场地的整理、清洁要点 | 4 |

（续表）

| 学习任务 | 技能与学习要求 | 知识与学习要求 | 参考学时 |
|---|---|---|---|
| 2. 检验流程管理 | 2. 实验室原始数据管理<br>● 能及时规范地填写实验室原始数据<br>● 能及时规范地记录检验数据并上报检验过程中的异常情况<br>● 能按规程保管实验室原始记录文件 | 5. 原始数据管理的基本要求<br>● 列举实验室原始数据的范围<br>● 概述实验室数据记录的填写、复核和更改要求<br>6. 原始数据记录的保留期限<br>● 说出实验室原始数据记录的保留期限的规定 | |
| | 3. 检验报告的撰写<br>● 能按规程计算检验结果<br>● 能按规程撰写检验报告书 | 7. 供试品含量的计算方法<br>● 记住供试品含量的计算方法<br>8. 检验报告书的格式和要求<br>● 记住检验报告书的格式和要求 | |
| 3. 试剂和试液管理 | 1. 管理试剂和试液<br>● 能按规程保管试剂及试液<br>● 能按规程和安全要求使用试剂和试液<br>● 能按规程报废试剂和试液 | 1. 试剂和试液的定义<br>● 理解《中华人民共和国药典》等附录试药项下的规定<br>● 记住试剂和试液的定义<br>2. 试剂和试液的管理要求<br>● 说出试剂和试液的储存和使用要求<br>● 记住试剂使用有效期的管理要求、试剂和试液的报废程序 | 4 |
| | 2. 领用、存放试剂和试液<br>● 能按规程领用和存放试剂和试液<br>● 能按规程及时规范记录 | 3. 领用、存放试剂和试液的要求<br>● 说出领用、存放试剂和试液的具体要求及注意事项<br>4. 规范记录的要求<br>● 说出规范记录的要求及重要性 | |
| | 3. 标记试剂、标样、溶液<br>● 能按规程标记所有试剂、标样、溶液等<br>● 能按规程标明批号、配制日期、配制人、有效期等信息 | 5. 标记试剂、标样、溶液的要求<br>● 说出标记试剂、标样、溶液的具体要求及注意事项<br>6. 标明批号、配制日期、配制人、有效期等信息的要求<br>● 说出标明批号、配制日期、配制人、有效期等信息的具体要求及重要性 | |
| 4. 标准品和对照品管理 | 1. 管理一般标准品和对照品<br>● 能按规程管理一般标准品和对照品<br>● 能及时规范地记录、填写原始记录 | 1. 一般标准品和对照品的定义<br>● 说出一般标准品的定义<br>● 说出一般对照品的定义<br>2. 一般标准品和对照品的类型<br>● 说出一般标准品和对照品的类型及应用范围 | 6 |

| 学习任务 | 技能与学习要求 | 知识与学习要求 | 参考学时 |
|---|---|---|---|
| 4. 标准品和对照品管理 | | 3. 一般标准品和对照品的采购要求<br>● 说出一般标准品和对照品的采购与接收要求<br>● 说出规范记录、填写原始记录的要求 | |
| | 2. 管理特殊标准品和对照品<br>● 能按规程管理高毒性特殊标准品和对照品<br>● 能按规程管理高致敏性特殊标准品和对照品<br>● 能按规程管理易制毒特殊标准品和对照品 | 4. 特殊标准品和对照品的定义、类型及应用范围<br>● 说出特殊标准品和对照品的定义<br>● 说出特殊标准品和对照品的类型及应用范围<br>5. 特殊标准品和对照品采购与接收的要求及注意事项<br>● 说出特殊标准品和对照品采购与接收的具体要求<br>● 说出特殊标准品和对照品采购与接收的注意事项 | |
| | 3. 存放标准品和对照品<br>● 能按标准品和对照品的标签或说明书要求进行存放<br>● 能按标准品和对照品的标签或说明书要求监控储存条件,并确认符合要求 | 6. 标准品和对照品的标识、储存和处置要求<br>● 概述一般标准品和对照品的标识、储存和处置要求<br>● 概述特殊标准品和对照品的标识、储存和处置要求<br>7. 标准品和对照品的标签或说明书要求的储存条件<br>● 说出标准品和对照品的标签或说明书要求的储存条件<br>● 简述储存条件的监控要点 | |
| | 4. 称量标准品和对照品<br>● 能按标准操作规程称量标准品<br>● 能按标准操作规程称量对照品 | 8. 标准品称量要求<br>● 说出按标准操作规程称量标准品的具体要求<br>9. 对照品称量要求<br>● 说出按标准操作规程称量对照品的具体要求 | |
| 5. 菌种管理 | 1. 菌种管理<br>● 能按菌种管理制度保藏菌种<br>● 能按菌种管理制度及时销毁菌种<br>● 能按菌种管理制度填写菌种使用记录 | 1. 菌种保存的方法<br>● 简述工作用菌种的平板低温保存法<br>● 说出传代用菌种的甘油冷冻管保藏法<br>2. 菌种传代的方法<br>● 说出工作用菌种的代数和规定保存期限<br>● 说出工作用菌种和传代用菌种的传代方法 | 2 |

（续表）

| 学习任务 | 技能与学习要求 | 知识与学习要求 | 参考学时 |
|---|---|---|---|
| 5. 菌种管理 |  | 3. 菌种保管与领用的要求<br>● 说出菌种标签填写内容、菌种保存台账、领用登记台账规定的记录内容<br>● 说出菌种保存期间每天检查记录内容、使用记录的要求<br>4. 菌种(废弃)销毁的要求<br>● 说出菌种、培养物、被污染的器具等湿热灭活处理的温度和时间<br>● 说出废弃菌种(物品)销毁处理记录内容 |  |
| 6. 分析仪器管理 | 1. 实验室分析仪器的校准、维护保养<br>● 能按规程和计划校准实验室分析仪器<br>● 能按规程和计划维护保养实验室分析仪器 | 1. 实验室分析仪器 ABC 三类标准的划分原则<br>● 记住分析仪器 ABC 三类标准的划分原则<br>2. 分析仪器的安装确认、运行确认和性能确认的要求<br>● 概述方案、实施、报告及系统适应性试验的确认要求<br>● 概述实验室仪器控制系统和数据处理系统的确认要求<br>3. 实验室分析仪器的校准与维护要求<br>● 识记校准周期、校准项目和可接受标准的制定原则及仪器标识和维护的要求<br>● 识记校准和维护的文件记录的要求 | 4 |
|  | 2. 实验室分析仪器的更换、维修或退役<br>● 能及时发现设备故障,并按规程向上级报告<br>● 能按规程向上级报告后对实验室分析仪器作更换、维修或退役处理<br>● 能按规程及时规范地填写设备的校准和维护保养记录 | 4. 实验室分析仪器常见故障<br>● 说出实验室分析仪器常见故障<br>● 简述常见故障的处理方法<br>5. 实验室分析仪器更换、维修或退役处理的流程<br>● 说出按规程向上级报告后对实验室分析仪器作更换、维修或退役处理的具体流程<br>6. 设备的校准和维护保养要求<br>● 说出设备的校准和维护保养要求<br>● 说出校准和维护保养的记录填写要求 |  |

（续表）

| 学习任务 | 技能与学习要求 | 知识与学习要求 | 参考学时 |
|---|---|---|---|
| 7. 受控文件管理 | 1. 接收、分类、借阅、收回文件<br>● 能按规程接收文件，并对文件进行分类管理，保证文件的可追溯性<br>● 能按规程办理借阅、收回文件手续 | 1. 文件的可追溯性<br>● 说出接收文件，并对文件进行分类管理，保证文件的可追溯性的具体要求<br>2. 办理借阅、收回文件的手续<br>● 说出按规程办理借阅、收回文件手续的具体要求 | 4 |
| | 2. 复核、发放、替换或撤销、销毁质量标准<br>● 能按规程复核成品或中间产品的质量标准<br>● 能按规程发放成品或中间产品的质量标准<br>● 能按规程替换或撤销成品或中间产品的质量标准<br>● 能按规程销毁成品或中间产品的质量标准 | 3. 质量标准的审核与批准流程<br>● 识记质量标准的审核与批准流程<br>4. 成品或中间产品的质量标准的复核要求<br>● 概述 GMP 对质量标准复核的要求<br>5. 成品或中间产品的质量标准的发放要求<br>● 概述 GMP 对质量标准发放的要求<br>6. 成品或中间产品的质量标准的替换或撤销要求<br>● 概述 GMP 对质量标准替换或撤销的要求<br>7. 成品或中间产品的质量标准的销毁要求<br>● 概述 GMP 对质量标准销毁的要求 | |
| | 3. 分级保密管理文件<br>● 能按规程维护档案室环境、安全<br>● 能按规程做好分级保密管理工作 | 8. 档案室环境、安全要求<br>● 说出维护档案室环境、安全的要求<br>9. 分级保密管理工作的要求<br>● 说出做好分级保密管理工作的具体要求 | |
| 8. 实验室信息管理系统（LIMS）的应用 | 1. LIMS 软件安装及基本操作<br>● 能安装信息管理软件<br>● 能按操作手册操作 LIMS 软件 | 1. LIMS 软件的用途<br>● 说出 LIMS 软件的基本构件<br>● 说出 LIMS 软件具备的基本特点、功能与用途<br>2. LIMS 软件的操作方法<br>● 举例说明软件常用模块功能和操作方法 | 6 |
| | 2. LIMS 的应用<br>● 能使用 LIMS 管理样品<br>● 能按操作规程对数据进行管理<br>● 能按操作规程对仪器进行管理<br>● 能按操作规程对报告进行管理<br>● 能按操作规程对安全进行管理<br>● 能按操作规程对资源进行管理 | 3. LIMS 样品管理方法<br>● 说出 LIMS 对样品的管理方法<br>4. LIMS 数据管理方法<br>● 说出 LIMS 对数据的管理方法<br>5. LIMS 仪器管理方法<br>● 说出 LIMS 对仪器的管理方法<br>6. LIMS 报告管理方法 | |

（续表）

| 学习任务 | 技能与学习要求 | 知识与学习要求 | 参考学时 |
|---|---|---|---|
| 8. 实验室信息管理系统（LIMS）的应用 | | ● 说出 LIMS 对报告的管理方法<br>7. LIMS 安全管理方法<br>● 说出 LIMS 对安全的管理方法<br>8. LIMS 资源管理方法<br>● 说出 LIMS 对资源的管理方法 | |
| 总学时 | | | 36 |

## 五、实施建议

### （一）教材编写与选用建议

1. 应依据本课程标准编写教材或选用教材,从国家和市级教育行政部门发布的教材目录中选用教材,优先选用国家和市级规划教材。

2. 教材要充分体现育人功能,紧密结合教材内容、素材,有机融入课程思政要求,将课程思政内容与专业知识、技能有机统一。

3. 教材编写应以学生的思维方式设计教材结构和组织教材内容,遵循中职学生学习特点和职业教育规律,将药品食品检验的标准和规范融入教材内容,体现检验人员的质量意识。

4. 教材建设应体现通用性、实用性、先进性原则,融入新技术、新理念、新标准、环境保护、职业安全等相关内容,吸收工匠精神、先进的产业文化和优秀的企业文化,使教材更贴近专业发展,适应全面育人的需要。

5. 教材要贴近学生生活、贴近职场,文字表述精练、准确,采用生动活泼的、学生乐于接受的形式去呈现,让学生在使用教材时有亲切感、真实感,增强教材对学生的吸引力。

### （二）教学实施建议

1. 切实推进课程思政建设,寓价值观引导于知识传授和能力培养之中,帮助学生塑造正确的世界观、人生观、价值观。要深入梳理教学内容,结合课程特点,深入挖掘课程思政元素,结合社会热点话题以及实验室事故案例等,将生命教育、环保教育、安全教育、规则教育、社会责任感等有机融入课程教学,达到润物无声的育人效果。

2. 教学要充分体现职业教育"实践导向、任务引领、理实一体、做学合一"的课改理念,紧密联系企业生产实际,以企业典型工作任务为载体,创设贴近实验室管理岗位的工作情境,开展理实一体的教学活动,强化学生化学安全、生物安全以及法律法规等理念,提升适应产业数字化发展需求的数字技术应用能力,全面培养学生尊重科学、独立思考的意识,促成学生职业能力提升和综合素养的养成。

3. 以学生为本,注重激发学生的学习动机,让学生积极参与到教学过程中,培养学生主动发现问题、提出问题、探究问题及解决问题的能力。教学过程中要采取灵活多样、体现教学新理念的教学方式,要始终关注对学生标准规范的职业素养的养成教育。

4. 有效利用以纸质教材为基础的多样化数字教学资源及其他现代信息技术手段,提升教学效果。

### (三)教学评价建议

1. 以课程标准为依据,开展基于标准的教学评价。

2. 以评促教、以评促学,通过课堂教学及时评价,不断改进和丰富教学手段。

3. 教学评价始终以培养全面发展的人为目标,坚持德技并重的原则,注重学生核心素养的培养。因此,评价内容也须围绕学生的全面发展进行多维化的评价,全面评价学生的学习参与度、知识、技能、探究精神、职业素养、团队合作精神,结合实验室安全事故的案例,重点考查学生分析问题和解决问题的能力。

4. 评价包括学生自评、学生互评、教师评价,以教师评价为主,以学生自评和互评为辅。多元主体评价可以保证评价的客观、公正,还可以提高评价的实效性。充分利用教学平台实现评价方式的多样化,提升评价效率和深度。

### (四)资源利用建议

1. 注重多媒体课件、微课等信息化教学资源的开发,有效地创设形象生动的工作情境,激发学生的学习兴趣,促进学生对知识的理解和掌握,努力实现跨学校教学资源的共享。

2. 充分利用网络资源、教育网站、教学资源库等信息资源,促使教学媒体从单一媒体向多种媒体转变、教学活动从信息的单向传递向双向交换转变、学生从单独学习向合作学习转变。

# 药品生产质量管理规范课程标准

## ▌课程名称

药品生产质量管理规范

## ▌适用专业

中等职业学校药品食品检验专业

## 一、课程性质

药品生产质量管理规范(Good Manufacturing Practice,简称 GMP)是国家颁布的有关药品生产质量监督管理的法规,遵循 GMP 法规是药品生产从业人员必须具有的基本职业素质。本课程是中等职业学校药品食品检验专业的专业必修课程,其功能是使学生理解和掌握国家 GMP 法规对药品生产质量管理的基本要求,培养学生从事药品生产、药品检验、质量管理等方面的 GMP 实施能力,增强学生的药品法规意识和质量意识。本课程是学生学习其他专业课程的基础。

## 二、设计思路

本课程遵循必需够用、学用一致的原则,根据中等职业学校药品食品检验专业的工作任务与职业能力分析结果,以药品生产和质量检验等相关工作中实施 GMP 规范要求所需的基本技能为依据而设置。

课程内容紧紧围绕药品生产和质量检验所需的职业能力培养的需要,选取了 GMP 对药品生产从业人员个人卫生管理、厂房设施设备、物料管理、生产管理、检验过程管理的规范要求等主要内容,遵循适度够用的原则,确定相关理论知识、专业技能与要求,并融入了药物检验员职业技能等级证书(四级)的相关考核要求。

课程内容的组织以药物生产质量管理活动为主线,设有 GMP 认知、个人卫生管理、厂房设施管理、仪器设备管理、物料管理、药品生产过程管理、药品检验过程管理、文件管理、GMP 监控、GMP 现场检查 10 个学习任务。以任务为引领,通过工作任务整合相关知识、技能与职业素养。

本课程建议学时数为 36 学时。

## 三、课程目标

通过本课程的学习,学生能理解 GMP 的原则要求,领会药物生产岗位的标准操作规程的内涵,树立 GMP 法规意识,达到药物检验员职业技能等级证书(四级)的相关考核要求,具体达成以下职业素养和职业能力目标。

### (一) 职业素养目标

- 逐渐养成遵守规范、认真负责、严谨细致、一丝不苟的职业态度。
- 严格遵守实验室安全与卫生管理规范,养成良好的安全操作与卫生习惯。
- 严格遵守各类仪器设备等操作规程,具有较强的规范意识和质量意识。
- 及时真实地记录实验数据,如实填写实验报告,养成正直诚实的优良品质。
- 不怕苦不怕累,培养吃苦耐劳、踏实肯干的劳动精神。
- 坚持不懈,科学钻研,培养精益求精、追求卓越的工匠精神。

### (二) 职业能力目标

- 能按 GMP 要求遵守个人卫生规范。
- 能按规程对四大功能区域进行规范管理。
- 能按规程对厂房设施、设备等进行清洁和消毒等管理工作。
- 能按规程接收、保管、发放生产用物料。
- 能按岗位标准操作规程进行检验等工作的规范操作。
- 能及时、真实、规范地记录文件和保管文件。
- 能发现工作过程中存在的污染源并清除污染源。
- 能实施 GMP 监管措施,并不断提升 GMP 监管能力。

## 四、课程内容和要求

| 学习任务 | 技能与学习要求 | 知识与学习要求 | 参考学时 |
|---|---|---|---|
| 1. GMP 认知 | 1. 绘制和分析药品监督管理局的组织构架<br>● 绘制药品监督管理局的组织构架图<br>● 能分析和描述药品监督管理局的各部门职能 | 1. GMP 的含义及产生背景<br>● 识记 GMP 的含义<br>● 说出 GMP 的产生背景<br>2. GMP 的发展历程<br>● 识记 GMP 的发展历程<br>● 识记中国 GMP 的发展历程<br>3. GMP 监管与实施<br>● 概述国家药监局的监督管理职能<br>● 列举 GMP 实施的重要意义 | 2 |

（续表）

| 学习任务 | 技能与学习要求 | 知识与学习要求 | 参考学时 |
|---|---|---|---|
| 2. 个人卫生管理 | 1. 个人卫生维护<br>● 能按规范要求洗手<br>● 能按规范要求消毒<br><br>2. 工作服更换<br>● 能选择正确的工作鞋、工作帽、工作服<br>● 能按正确的更衣程序和规范更换工作服<br><br>3. 洁净工作区域进出<br>● 能按规程要求进出洁净工作区域<br>● 能按规程要求做好进出洁净工作区域的登记工作 | 1. GMP 对个人卫生的要求<br>● 记住 GMP 对个人卫生的要求<br>● 列举 GMP 对个人行为习惯的要求<br><br>2. GMP 对工作服的使用要求<br>● 说出工作服使用和保管的要求<br>● 记住工作服清洁的要求和方法<br><br>3. 人员进出洁净工作区域的程序和规范要求<br>● 说出检验人员进出洁净工作区域的程序<br>● 记住洁净工作区域的人员行为规范要求 | 4 |
| 3. 厂房设施管理 | 1. 厂房设施的清洁和消毒<br>● 能按规程配制消毒液<br>● 能按规程对厂房设施进行清扫、清洁、消毒工作<br><br>2. 厂房设施管理<br>● 能识别厂房设施的状态标识，并对洁净区域门窗、墙面、地面、温湿度计、压力计、管道等厂房设施进行检查<br>● 能按要求做好检查记录工作，并上报检查过程中发现的异常情况 | 1. GMP 对厂房设施的清洁和消毒要求<br>● 列举常用消毒剂的种类及配制方法<br>● 列举厂房设施的常用清洁和消毒方法及工作要点<br><br>2. GMP 对厂房设施的管理要求<br>● 识记 GMP 对厂房设施的管理要求<br>● 说出厂房四大功能区域的功能及管理要求 | 4 |
| 4. 仪器设备管理 | 1. 仪器设备的清洁和消毒<br>● 能按规程配制消毒液<br>● 能按规程对仪器设备进行清洁、消毒工作<br><br>2. 仪器设备管理<br>● 能识别仪器设备状态牌标示<br>● 能按规程保管和维护仪器设备 | 1. GMP 对仪器设备的清洁和消毒要求<br>● 列举常用消毒剂的种类及配制方法<br>● 列举仪器设备的常用清洁和消毒方法及工作要点<br><br>2. GMP 对仪器设备的要求<br>● 说出 GMP 对仪器设备管理的总体要求<br>● 说出仪器设备的校验程序和保管要求 | 4 |

| 学习任务 | 技能与学习要求 | 知识与学习要求 | 参考学时 |
|---|---|---|---|
| 5. 物料管理 | 1. 物料接收和发放<br>● 能核对物料的品名、规格、批号和检验报告，并按规程接收和发放物料<br>● 能按规程处理不合格物料<br><br>2. 物料保管<br>● 能按规程要求保管物料<br>● 能及时规范地填写保管记录，并报告管理过程中的异常情况 | 1. GMP 对物料接收和发放的要求<br>● 说出 GMP 对物料接收和发放的程序与要求<br>● 说出不合格物料的处理程序<br><br>2. GMP 对物料的保管要求<br>● 说出 GMP 对合格物料的保管要求<br>● 说出不合格物料的保管要求 | 4 |
| 6. 药品生产过程管理 | 1. 生产过程管理<br>● 能按规程监控生产环境，监控在线产品质量<br>● 能按规程收集和处理生产的废料、尾料<br><br>2. 工作区域清洁<br>● 能按规程配制消毒液，并对工作区域进行清洁和消毒工作<br>● 能及时规范地填写保管记录，并报告清洁过程中的异常情况<br><br>3. 污染控制<br>● 能按规程排查生产场所可能引发污染的污染源<br>● 能根据污染源情况选择正确的方式预防污染发生 | 1. GMP 对生产过程的管理要求<br>● 列举生产操作前的准备工作和生产过程中质量控制的管理要求<br>● 识记废料的收集、处理和循环使用的要求以及不合格产品的处理要求<br><br>2. GMP 对工作区域的清洁要求<br>● 列举 GMP 对工作区域的清洁要求及常用清洁方法<br>● 识记工作区域的清洁卫生标准<br><br>3. 污染控制方法<br>● 说出常见的污染源<br>● 列举预防污染的常用方法 | 6 |
| 7. 药品检验过程管理 | 1. 试剂和试液管理<br>● 能按操作规程管理试剂和试液<br>● 能按操作规程安全管理危险化学品<br><br>2. 标准品和对照品管理<br>● 能按操作规程储存、收发和使用标准品和对照品<br>● 能及时记录、填写原始记录 | 1. GMP 对试剂和试液的管理要求<br>● 识记《中华人民共和国药典》等附录中对试剂和试液的规定<br>● 识记 GMP 对试剂和试液的管理要求<br><br>2. GMP 对标准品和对照品的管理要求<br>● 识记《中华人民共和国药典》等附录中关于标准品和对照品的管理规定<br>● 识记 GMP 对标准品和对照品的管理要求 | 4 |

（续表）

| 学习任务 | 技能与学习要求 | 知识与学习要求 | 参考学时 |
|---|---|---|---|
| 7. 药品检验过程管理 | 3. 分析仪器确认<br>● 能按操作规程确认分析仪器<br>● 能及时记录、填写原始记录 | 3. 分析仪器确认的要求及流程<br>● 识记 GMP 对分析仪器确认的要求<br>● 复述分析仪器的确认流程 | |
| | 4. 实验室分析仪器的校准与维护<br>● 能按操作规程校准与维护实验室分析仪器<br>● 能及时记录、填写原始记录 | 4. GMP 对分析仪器的校准与维护要求<br>● 识记 GMP 对分析仪器校准与维护的管理要求<br>● 识记常用分析仪器的校准方法 | |
| | 5. 药品留样管理<br>● 能根据留样要求,在规定的时间取出样品、分发样品并登记<br>● 能按规程管理恒温恒湿箱,归档温湿度监控记录 | 5. GMP 对药品留样管理的要求与流程<br>● 识记 GMP 对药品留样管理的要求<br>● 列举药品留样管理的工作流程 | |
| 8. 文件管理 | 1. 文件记录<br>● 能按要求准备文件记录的空白表格、检验报告单等相关材料<br>● 能及时规范地记录检验数据 | 1. 文件记录的原则<br>● 说出文件记录的重要作用<br>● 识记文件记录的原则要求 | 2 |
| | 2. 文件保管<br>● 能按规程收集文件、整理文件和保管文件<br>● 能及时规范地填写文件使用和保管记录 | 2. 文件保管要求<br>● 说出文件类别<br>● 说出文件的保管要求 | |
| 9. GMP 监控 | 1. GMP 自检<br>● 能按规程对药品生产人员、生产过程、生产文件等进行 GMP 自检<br>● 能及时记录自检过程中发现的问题,并报告上级 | 1. GMP 自检的管理要求<br>● 说出 GMP 自检的要求和方法<br>● 识记 GMP 自检的主要内容 | 4 |
| | 2. GMP 缺陷调查<br>● 能按规程对 GMP 缺陷进行调查<br>● 能规范记录 GMP 缺陷产生的原因 | 2. GMP 缺陷调查的要求和方法<br>● 识记 GMP 缺陷调查的要求和方法<br>● 列举常见的 GMP 缺陷种类及产生原因 | |

（续表）

| 学习任务 | 技能与学习要求 | 知识与学习要求 | 参考学时 |
|---|---|---|---|
| 9. GMP 监控 | 3. GMP 改进<br>● 能按规程对 GMP 缺陷进行整改<br>● 能规范记录 GMP 缺陷的整改过程 | 3. GMP 的改进方法<br>● 列举提升 GMP 实施的方法 | |
| 10. GMP 现场检查 | 1. GMP 现场检查<br>● 能按 GMP 认证要求准备质量管理、生产、物料、检验、设备设施等文件<br>● 能按 GMP 现场检查要求如实呈现药品生产和质量管理的记录和状况 | 1. GMP 现场检查的材料要求<br>● 列举质量管理、生产管理、物料管理、设备设施管理、包装标签管理和实验室管理等 GMP 六大系统的认证材料要求<br>● 识记 GMP 现场检查材料的准备要求<br>2. GMP 现场检查要求<br>● 识记 GMP 现场检查的程序<br>● 简述 GMP 现场检查的要求 | 2 |
| | 2. GMP 整改<br>● 能按 GMP 检查报告制订相关的 GMP 缺陷整改计划<br>● 能在规定时间内按计划对 GMP 缺陷进行整改 | 3. GMP 整改的要求<br>● 简述 GMP 检查报告对 GMP 缺陷进行整改的要求<br>● 识记 GMP 缺陷整改计划的内容和要求 | |
| 总学时 | | | 36 |

## 五、实施建议

### （一）教材编写与选用建议

1. 应依据本课程标准编写教材或选用教材,从国家和市级教育行政部门发布的教材目录中选用教材,优先选用国家和市级规划教材。

2. 教材要充分体现育人功能,紧密结合教材内容、素材,有机融入课程思政、劳动精神、工匠精神和相关法规要求,将法规要求、课程思政、劳动精神、工匠精神等内涵与专业知识、技能有机统一。

3. 教材应充分体现"任务引领、实践导向"课程的设计思想。教材编写应以 GMP 法规实施的职业能力为逻辑线索,按照 GMP 实施的职业能力培养由易到难、由简单到复杂、由单一到综合的规律,构建教材内容,确定教材各部分的目标、内容,以及进行相应的任务、活动设计等,从而建立起一个结构清晰、层次分明的教材结构体系。

4. 教材内容应体现通用性和实用性原则,内容选取时要注重结合药品生产质量的监督管理要求,结合医药行业发展的新技术、新工艺、新标准,对接相应的职业标准和岗位要求,并吸收先进的产业文化和优秀的企业文化。创设或引入职业情境,增强教材的职场感。

5. 要充分考虑到中职学生的阅读习惯,力求简洁、生动、形象,增强教材对学生的吸引力。教材内容要贴近药品生产实际,采用生动活泼的、学生乐于接受的语言、插图等去呈现内容,让学生在使用教材时有亲切感、真实感。

6. 教材中活动设计的内容应具体并可操作,教学案例的编写和演示在教学过程中具有主要作用,案例设计应具有一定的典型性和教学互动性。

**(二) 教学实施建议**

1. 切实推进药品生产质量监管要求与课程思政的结合,寓价值观、法治观等引导于知识传授和能力培养之中,帮助学生塑造正确的世界观、人生观、价值观、法治观。结合课程特点,深入挖掘课程思政元素,有机融入课程教学,达到润物无声的育人效果。

2. 在教学过程中,应立足于加强学生药品生产质量意识和实际工作能力的培养。紧密联系药品生产实际,采用工作流程与相应法规相配合的项目教学,以工作任务为引领,提高学生的学习兴趣,激发学生的成就感。

3. 坚持以学生为中心的教学理念,充分调动学生学习的主动性,遵循学生的认知特点和学习规律,以学为中心设计和组织教学活动。教师应努力成为学生学习的组织者、指导者和同伴,积极探索开展自主学习、合作学习、探究式学习、问题导向式学习、体验式学习、混合式学习等教学方法,引导学生转变学习方式,促进学习目标的达成。

4. 有效利用视频、动画等现代信息技术手段,改进教学方法与手段,提升教学效果。

**(三) 教学评价建议**

1. 以课程标准为依据,开展基于标准的教学评价。

2. 以评促教、以评促学,通过课堂教学及时评价,不断改进和丰富教学手段。

3. 教学评价始终坚持德技并重的原则,结合劳动精神和工匠精神要素,构建德技融合的专业课教学评价标准,细化思政和职业素养的评价内容与评价指标,综合评价学生的学习情况。通过有效评价,强化学生的法规意识、医药职业道德和岗位实践能力。

4. 丰富教学评价手段和方法,关注评价的多元性,结合课堂提问、学生作业、平时测验、案例分析及考试情况,综合评价学生成绩。应注重学生在实践中应用GMP法规条款分析问题、解决问题能力的考核,对在学习和应用上有创新的学生应给予特别鼓励,全面综合评价学生掌握药品生产质量管理规范的程度。

### （四）资源利用建议

1. 结合药品生产质量管理规范，积极开发视听光盘、教学视频、教学案例等常用课程资源和现代化教学资源的开发和利用，这些资源有利于创设形象生动的工作情境，激发学生的学习兴趣，促进学生对知识的了解和掌握。

2. 在条件具备时，推进药品生产质量管理精品课程建设，使之具备学校教学、社会培训、职业技能考核的功能，全面满足学校教育和社会培训考核的需要。

# 药物分析技术课程标准

## ▌课程名称

药物分析技术

## ▌适用专业

中等职业学校药品食品检验专业

## 一、课程性质

本课程是中等职业学校药品食品检验专业的专业必修课程,其功能是使学生掌握常见药物分析的基本知识,具备从事药品质量检验、药品质量监控的基本操作技能,具有良好的质量意识。本课程以化学分析技术、仪器分析技术和实验室管理等课程为基础。

## 二、设计思路

本课程遵循理实一体、任务引领、做学合一的原则,根据药品食品检验专业的工作任务与职业能力分析结果,以药品检验工作任务与职业能力为依据而设置。

课程内容紧紧围绕药品检验所需职业能力培养的需要,选取了样品管理、数据完整性管理、药品鉴别与检查及含量测定等主要内容,遵循适度够用的原则,确定相关理论知识、专业技能与要求,并融入药物检验员职业技能等级证书(四级)的相关考核要求。

课程内容的组织以药品检验岗位的工作流程为主线,设有检验前的认知、样品的收取、药品质量标准检索、原料药的质量检验、片剂的质量检验、注射剂的质量检验、胶囊剂的质量检验、数据记录及检验报告撰写、实验室清洁清场9个学习任务。以任务为引领,通过工作任务整合相关知识、技能与职业素养。

本课程建议学时数为108学时。

## 三、课程目标

通过本课程的学习,学生具备药物分析的相关理论知识,掌握药物的鉴别、检查和含量测定的基本技能,能树立全面的药品质量观念,领会药品检验岗位的标准操作规程的内涵,达到药物检验员职业技能等级证书(四级)的相关考核要求,具体达成以下职业素养和职业能力目标。

**(一) 职业素养目标**

- 培养敬畏之心,树立坚决保证患者用药安全和有效的职业价值观。

- 自觉遵守《中华人民共和国药典》等质量标准,培养良好的合规意识。

- 严格遵守岗位操作规程,养成较强的规范和质量意识。

- 真实准确地记录实验数据,如实填写实验报告,养成诚实正直的优良品质。

- 自觉遵守实验室卫生要求,养成良好的卫生习惯。

- 不怕苦不怕累,有耐心有毅力,养成踏实肯干的品德。

**(二) 职业能力目标**

- 能查阅和使用《中华人民共和国药典》。

- 能正确说出药品检验的程序。

- 能按规程对原料药、片剂、胶囊剂和注射剂进行鉴别。

- 能按规程对原料药、片剂、胶囊剂和注射剂进行检查。

- 能按规程对原料药、片剂、胶囊剂和注射剂进行含量测定。

- 能按规程用电脑系统或软件对实验数据进行记录和处理。

- 能正确填写检验报告。

- 能正确判断检验结论。

## 四、课程内容和要求

| 学习任务 | 技能与学习要求 | 知识与学习要求 | 参考学时 |
|---|---|---|---|
| 1. 检验前的认知 | 1. 药品检验的职能与要求认知<br>● 能坚守药品检验工作的职业道德<br>● 能区分不同药品检验机构的主要职能 | 1. 药品检验的目的和任务<br>● 复述药品检验工作的根本目的<br>● 归纳说出药品检验工作的任务<br>2. 药品检验人员的职业道德<br>● 归纳说出药品检验人员应具备的职业道德<br>3. 药品检验机构分类和主要职能<br>● 说出药品检验机构的分类<br>● 列举药品检验机构的主要职能 | 2 |

（续表）

| 学习任务 | 技能与学习要求 | 知识与学习要求 | 参考学时 |
|---|---|---|---|
| 2. 样品的收取 | 1. 样品取样、收样及分发<br>● 能按要求完成样品的取样、收样及样品分发的操作<br>● 能按要求核对请验单、样品、产品标签等，并登记相应信息至计算机中<br>● 能根据请验单的内容进行样品和检验原始记录分发 | 1. 取样的操作规程<br>● 说出取样的方式、操作规程和注意事项<br>● 归纳说出不同取样量的计算公式<br>2. 样品收样的操作规程和注意事项<br>● 概述样品收样的操作规程<br>● 列举样品收样的注意事项<br>3. 样品储存条件<br>● 列举常见的样品储存条件<br>4. 样品分发的操作规程和注意事项<br>● 概述样品分发的操作规程<br>● 说出样品分发的注意事项 | 2 |
| 3. 药品质量标准检索 | 1. 药品质量标准检索<br>● 能根据检验要求查阅相关的质量标准<br>● 能读懂相关药品的质量标准 | 1. 药品质量标准分类<br>● 归纳说出我国药品质量标准的分类<br>2. 常见的国外药典种类<br>● 列举常见的国外药典种类<br>3. 药品质量标准内容<br>● 概述药品质量标准的主要内容<br>● 解释药品质量标准不同内容的含义<br>4.《中华人民共和国药典》的发展历程和法律地位<br>● 了解《中华人民共和国药典》的发展历程<br>● 简述《中华人民共和国药典》的法律地位<br>5.《中华人民共和国药典》的结构和内容<br>● 记住《中华人民共和国药典》的结构<br>● 举例说明《中华人民共和国药典》的主要内容<br>6.《中华人民共和国药典》的检索方法<br>● 列举《中华人民共和国药典》的检索方法 | 2 |
| 4. 原料药的质量检验 | 1. 外观与溶解度检查<br>● 能按质量标准要求检验供试品外观性状，并规范填写检验记录表<br>● 能按规程准备溶解度检查相关的供试品、试剂和仪器等<br>● 能按规程检查供试品的溶解度，并判断其是否符合规定 | 1. 药物外观检查内容<br>● 描述药物外观检查内容<br>2. 溶解度测定常用的试剂<br>● 列举溶解度测定常用的试剂<br>3. 溶解度测定的方法<br>● 简述溶解度测定的方法<br>4. 溶解度判定标准<br>● 举例说明溶解度的判定标准 | 38 |

| 学习任务 | 技能与学习要求 | 知识与学习要求 | 参考学时 |
|---|---|---|---|
| 4. 原料药的质量检验 | 2. 物理常数检查<br>● 能按规程准备相对密度、比旋度、折光率、熔点测定所需的供试品、试剂和仪器等<br>● 能按规程测定供试品的相对密度，并判断其是否符合规定<br>● 能按规程测定供试品的比旋度，并判断其是否符合规定<br>● 能按规程测定供试品的折光率，并判断其是否符合规定<br>● 能按规程测定供试品的熔点，并判断其是否符合规定 | 5. 相对密度测定的原理和方法<br>● 简述相对密度测定的原理<br>● 简述相对密度测定的方法<br>6. 相对密度测定的操作步骤<br>● 描述比重瓶法测定相对密度的操作步骤<br>● 描述比重秤法测定相对密度的操作步骤<br>7. 相对密度的计算方法及结果判定标准<br>● 解释相对密度的计算方法<br>● 说出相对密度的结果判定标准<br>8. 旋光度的定义和测定方法<br>● 说出旋光度和比旋度的定义<br>● 简述旋光度的测定方法<br>9. 旋光仪的操作步骤和注意事项<br>● 说出旋光仪测定比旋度的操作步骤<br>● 说出旋光仪使用的注意事项<br>10. 比旋度的计算及结果判定标准<br>● 简述旋光度、比旋度和浓度的计算关系<br>● 说出结果判定依据和结果判断方法<br>11. 折光率测定的原理和方法<br>● 识记折光率测定的原理<br>● 简述折光率测定的方法<br>12. 折光仪的操作步骤和注意事项<br>● 说出折光仪测定折光率的操作步骤<br>● 说出折光仪使用的注意事项<br>13. 折光率的计算和检测判断标准<br>● 说出折光率的计算方法<br>● 简述折光率的判断标准<br>14. 熔点测定的原理<br>● 识记熔点测定的原理<br>15. 熔点测定的操作步骤和注意事项<br>● 说出熔点测定的操作步骤<br>● 说出熔点测定的注意事项<br>16. 熔点测定的结果判定标准<br>● 说出熔点的结果判定标准 | |

(续表)

| 学习任务 | 技能与学习要求 | 知识与学习要求 | 参考学时 |
|---|---|---|---|
| 4. 原料药的质量检验 | 3. 原料药的化学鉴别<br>● 能按规程查找并准备化学鉴别实验所需的试剂和器皿<br>● 能按规程完成供试品的化学鉴别实验操作<br>● 能根据化学鉴别实验现象，判断鉴别结果 | 17. 鉴别实验的分类<br>● 描述鉴别实验的分类<br>● 说出不同鉴别实验的区别<br>18. 药物鉴别的特点<br>● 列举药物鉴别的特点<br>19. 化学鉴别的原理与方法<br>● 列举药物常见的化学鉴别实验原理<br>● 简述药物常见的化学鉴别实验方法<br>20. 化学鉴别的现象和结果<br>● 说出药物常见的化学鉴别实验现象<br>● 简述实验现象所对应的鉴别结果 | |
| | 4. 原料药的光谱鉴别<br>● 能按规程使用红外光谱仪测定供试品<br>● 能根据标准光谱图辨析供试品的光谱图，正确判断结果 | 21. 光谱鉴别的操作规程和注意事项<br>● 简述红外光谱鉴别原料药实验的操作规程<br>● 说出红外光谱鉴别原料药实验的注意事项<br>22. 原料药鉴别的结果判断依据<br>● 举例说明红外光谱法鉴别原料药的结果判断依据 | |
| | 5. 原料药的杂质限量检查<br>● 能按检验要求运用对照品法、比较法、灵敏度法进行杂质限量的检查<br>● 能按规程检查供试品的氯化物，并判断其是否符合规定<br>● 能按规程检查供试品的硫酸盐，并判断其是否符合规定<br>● 能按规程检查供试品的重金属，并判断其是否符合规定<br>● 能按规程检查供试品的砷盐，并判断其是否符合规定<br>● 能按规程检查供试品的残留溶剂，并判断其是否符合规定 | 23. 杂质的来源和分类<br>● 举例说明杂质的来源<br>● 说出杂质的分类<br>24. 杂质限量的检查方法<br>● 描述杂质限量的检查方法<br>25. 杂质限量的计算公式<br>● 解释杂质限量的计算公式<br>26. 氯化物检查原理<br>● 说出氯化物检查的原理<br>27. 氯化物检查的操作步骤和注意事项<br>● 说出氯化物检查的操作步骤<br>● 说出氯化物检查的注意事项<br>28. 硫酸盐检查原理<br>● 说出硫酸盐检查的原理<br>29. 硫酸盐检查的操作步骤和注意事项<br>● 说出硫酸盐检查的操作步骤<br>● 说出硫酸盐检查的注意事项 | |

| 学习任务 | 技能与学习要求 | 知识与学习要求 | 参考学时 |
|---|---|---|---|
| 4. 原料药的质量检验 | | 30. 重金属检查原理<br>● 说出重金属检查的原理<br>31. 重金属检查的操作步骤和注意事项<br>● 说出重金属检查的操作步骤<br>● 说出重金属检查的注意事项<br>32. 砷盐检查原理<br>● 说出砷盐检查的原理<br>33. 砷盐检查的操作步骤和注意事项<br>● 说出砷盐检查的操作步骤<br>● 说出砷盐检查的注意事项<br>34. 残留溶剂检查原理<br>● 说出残留溶剂检查的原理<br>35. 残留溶剂检查的操作步骤和注意事项<br>● 说出残留溶剂检查的操作步骤<br>● 说出残留溶剂检查的注意事项 | |
| | 6. 原料药的含量测定<br>● 能根据药物质量标准的要求,按规程使用容量分析法测定供试品的含量<br>● 能灵活使用容量分析法计算公式得出含量测定的结果 | 36. 容量分析法测定原料药的操作规程和注意事项<br>● 简述容量分析法测定原料药的操作规程<br>● 归纳说出容量分析法测定原料药的注意事项<br>37. 容量分析法测定原料药的计算方法<br>● 简述不同容量分析法测定原料药的计算方法 | |
| 5. 片剂的质量检验 | 1. 片剂的鉴别<br>● 能按规程查找并准备薄层色谱法鉴别实验所需的试剂、仪器<br>● 能按规程使用超声仪、摇床振荡器和研钵等小型样品前处理仪器、器皿对片剂进行前处理<br>● 能按规程使用薄层色谱法对片剂进行真伪鉴别,正确判断结果 | 1. 薄层色谱法鉴别片剂使用的试剂、仪器<br>● 说出薄层色谱法鉴别片剂所需的试剂、仪器<br>2. 超声仪、摇床振荡器和研钵等小型样品前处理仪器的操作规程和注意事项<br>● 说出超声仪、摇床振荡器和研钵等小型样品前处理仪器的操作规程<br>● 简述超声仪、摇床振荡器和研钵等小型样品前处理仪器的注意事项<br>3. 薄层色谱法鉴别片剂的操作规程和注意事项<br>● 简述薄层色谱法鉴别片剂的操作规程<br>● 说出薄层色谱法鉴别片剂的注意事项 | 20 |

（续表）

| 学习任务 | 技能与学习要求 | 知识与学习要求 | 参考学时 |
|---|---|---|---|
| | | 4. 薄层色谱法鉴别片剂的结果判断标准<br>● 举例说明不同薄层色谱法鉴别片剂的结果判断标准 | |
| 5. 片剂的质量检验 | 2. 片剂的特性检查<br>● 能读懂《中华人民共和国药典》中片剂特性检查的要求<br>● 能按规程检查片剂的脆碎度,并判断其是否符合规定<br>● 能按规程检查片剂的重量差异,并判断其是否符合规定<br>● 能按规程检查片剂的溶出度,并判断其是否符合规定<br>● 能按规程检查片剂含量均匀度,并判断其是否符合规定 | 5. 脆碎度检查的检验要求和结果判定标准<br>● 说出脆碎度检查的检验要求<br>● 简述脆碎度检查的结果判定方法<br>6. 脆碎度检查的操作步骤和注意事项<br>● 说出脆碎度检查的操作步骤<br>● 说出脆碎度检查的注意事项<br>7. 重量差异检查的方法和检验结果的判断依据<br>● 说出重量差异检查的方法<br>● 列举重量差异检查的结果判断依据<br>8. 溶出度检查的目的和要求<br>● 说出溶出度检查的目的<br>● 简述溶出度检查的要求<br>9. 溶出度检查的操作步骤和注意事项<br>● 说出溶出度检查的操作步骤<br>● 简述溶出度检查的注意事项<br>10. 溶出度的计算方法和结果判断方法<br>● 简述溶出度的计算方法<br>● 简述溶出度的结果判断方法<br>11. 含量均匀度检查的检验要求<br>● 说出含量均匀度检查的检验要求<br>12. 含量均匀度检查的操作步骤和注意事项<br>● 说出含量均匀度检查的操作步骤<br>● 说出含量均匀度检查的注意事项 | |
| | 3. 片剂的含量测定<br>● 能根据药物质量标准的要求,按规程使用电化学分析法测定药物的含量<br>● 能灵活使用电化学分析法计算公式得出含量测定的结果,并判断其是否符合规定 | 13. 电化学分析法的原理<br>● 说出电化学分析法测定含量的原理<br>14. 电化学分析法的操作规程和注意事项<br>● 简述电化学分析法的操作规程<br>● 说出电化学分析法的注意事项<br>15. 电化学分析法的计算公式及结果判断标准<br>● 说出电化学分析法计算片剂的计算公式<br>● 举例说明电化学分析法测定片剂含量的结果判断标准 | |

| 学习任务 | 技能与学习要求 | 知识与学习要求 | 参考学时 |
|---|---|---|---|
| 6. 注射剂的质量检验 | 1. 注射剂的鉴别<br>● 能按规程查找并准备紫外–可见分光光度法鉴别实验所需的试剂和仪器<br>● 能按操作规程使用紫外–可见分光光度法测定供试品<br>● 能正确判断检验结果 | 1. 紫外–可见分光光度法鉴别注射剂的原理及试剂、仪器<br>● 简述紫外–可见分光光度法鉴别的原理<br>● 说出紫外–可见分光光度法鉴别注射剂所需的试剂、仪器<br>2. 紫外–可见分光光度法鉴别注射剂的操作规程和注意事项<br>● 简述紫外–可见分光光度法鉴别注射剂的操作规程<br>● 说出紫外–可见分光光度法鉴别注射剂的注意事项<br>3. 紫外–可见分光光度法鉴别注射剂的结果判断标准<br>● 举例说明紫外–可见分光光度法鉴别注射剂的结果判断标准 | 20 |
| | 2. 注射剂的特性检查<br>● 能按规程准备注射剂检查相关的供试品、试剂和仪器等<br>● 能按规程检查供试品的渗透压摩尔浓度，并判断其是否符合规定<br>● 能按规程检查供试品的不溶性微粒，并判断其是否符合规定<br>● 能按规程检查注射剂的可见异物，并判断其是否符合规定 | 4. 渗透压摩尔浓度检查的试剂和仪器<br>● 简述渗透压摩尔浓度检查所使用的试剂和仪器<br>5. 渗透压摩尔浓度检查的操作步骤和注意事项<br>● 说出渗透压摩尔浓度检查的操作步骤<br>● 说出渗透压摩尔浓度检查的注意事项<br>6. 不溶性微粒检查的检验要求<br>● 说出不溶性微粒检查的检验要求<br>7. 不溶性微粒检查的试剂和仪器<br>● 简述不溶性微粒检查所使用的试剂和仪器<br>8. 不溶性微粒检查的操作步骤和注意事项<br>● 说出不溶性微粒检查的操作步骤<br>● 说出不溶性微粒检查的注意事项<br>9. 可见异物检查的检验要求<br>● 说出可见异物检查的检验要求<br>10. 可见异物检查的试剂和仪器<br>● 简述可见异物检查所使用的试剂和仪器<br>11. 可见异物检查的操作步骤和注意事项<br>● 说出可见异物检查的操作步骤<br>● 说出可见异物检查的注意事项 | |

（续表）

| 学习任务 | 技能与学习要求 | 知识与学习要求 | 参考学时 |
|---|---|---|---|
| 6. 注射剂的质量检验 | 3. 注射剂的含量测定<br>● 能根据药物质量标准的要求，按规程使用紫外-可见分光光度法测定药物的含量<br>● 能灵活使用紫外-可见分光光度法计算公式得出注射剂含量测定的结果，并判断其是否符合规定 | 12. 紫外-可见分光光度法测定注射剂含量的原理<br>● 说出紫外-可见分光光度法测定注射剂含量的原理<br>13. 紫外-可见分光光度法的操作规程和注意事项<br>● 简述紫外-可见分光光度法测定注射剂含量的操作规程<br>● 归纳说出紫外-可见分光光度法测定注射剂含量的注意事项<br>14. 紫外-可见分光光度法的计算方法<br>● 简述紫外-可见分光光度法测定注射剂含量的计算方法<br>15. 紫外-可见分光光度法的结果判定标准<br>● 记住紫外-可见分光光度法测定注射剂含量的判定标准 | |
| 7. 胶囊剂的质量检验 | 1. 胶囊剂的鉴别<br>● 能按规程查找并准备高效液相色谱法鉴别供试品所需的试剂、仪器<br>● 能按规程使用离心机、涡旋仪等小型样品前处理仪器对胶囊剂进行前处理<br>● 能按规程使用高效液相色谱法对胶囊剂进行真伪鉴别，正确判断结果 | 1. 高效液相色谱法鉴别胶囊剂所使用的试剂、仪器<br>● 说出高效液相色谱法鉴别胶囊剂所需的试剂、仪器<br>2. 离心机、涡旋仪等小型样品前处理仪器的操作规程和注意事项<br>● 举例说明离心机、涡旋仪等小型前处理仪器的操作规程<br>● 简述离心机、涡旋仪等小型前处理仪器的注意事项<br>3. 高效液相色谱法鉴别胶囊剂的操作规程和注意事项<br>● 简述高效液相色谱法鉴别胶囊剂的操作规程<br>● 说出高效液相色谱法鉴别胶囊剂的注意事项<br>4. 高效液相色谱法鉴别胶囊剂的结果判断标准<br>● 举例说明高效液相色谱法鉴别胶囊剂的结果判断标准 | 20 |

| 学习任务 | 技能与学习要求 | 知识与学习要求 | 参考学时 |
|---|---|---|---|
| 7. 胶囊剂的质量检验 | 2. 胶囊剂的特性检查<br>● 能按规程准备胶囊剂检查相关的供试品、试剂和仪器等<br>● 能按规程检查供试品的水分,并判断其是否符合规定<br>● 能按规程检查胶囊剂的崩解时限,并判断其是否符合规定<br>● 能按规程检查胶囊剂装量差异,并判断其是否符合规定 | 5. 水分检查的方法分类<br>● 说出几种常见的水分检查方法<br>6. 水分检查的试剂和仪器<br>● 简述水分检查所使用的试剂和仪器<br>7. 水分检查的操作步骤和注意事项<br>● 说出水分检查的操作步骤<br>● 说出水分检查的注意事项<br>8. 崩解时限检查的检验要求<br>● 说出崩解时限检查的检验要求<br>9. 崩解时限检查的试剂和仪器<br>● 简述崩解时限检查所使用的试剂和仪器<br>10. 崩解时限检查的操作步骤和注意事项<br>● 说出崩解时限检查的操作步骤<br>● 说出崩解时限检查的注意事项<br>11. 装量差异检查的检验要求<br>● 说出装量差异检查的检验要求<br>● 简述装量差异检查所使用的试剂和仪器<br>12. 装量差异检查的操作步骤和注意事项<br>● 说出装量差异检查的操作步骤<br>● 说出装量差异检查的注意事项 | |
| | 3. 胶囊剂的含量测定<br>● 能根据药物质量标准的要求,按规程使用高效液相色谱法测定胶囊剂的含量<br>● 能按规程使用过滤装置对供试品进行前处理<br>● 能灵活使用高效液相色谱法计算公式得出胶囊剂含量测定的结果,并判断其是否符合规定 | 13. 供试品前处理用过滤装置的操作规程和注意事项<br>● 说出过滤装置的正确操作规程<br>● 举例说明过滤装置使用的注意事项<br>14. 高效液相色谱法测定胶囊剂含量的原理<br>● 说出高效液相色谱法测定胶囊剂含量的原理<br>15. 高效液相色谱法测定胶囊剂含量的操作规程和注意事项<br>● 说出高效液相色谱法测定胶囊剂含量的操作规程<br>● 归纳高效液相色谱法测定胶囊剂含量的注意事项<br>16. 高效液相色谱法的计算公式<br>● 解释高效液相色谱法测定胶囊剂含量的计算公式<br>17. 高效液相色谱法测定胶囊剂含量的结果判定标准<br>● 记住高效液相色谱法测定胶囊剂含量的结果判定标准 | |

（续表）

| 学习任务 | 技能与学习要求 | 知识与学习要求 | 参考学时 |
|---|---|---|---|
| 8. 数据记录及检验报告撰写 | 1. 数据记录与管理<br>● 能按规程及时、准确地将实验数据录入系统<br>● 能按规程用电脑系统或软件对实验数据进行计算，并核对计算结果<br>● 能按规程合理备份电脑数据，确保数据无丢失 | 1. 原始记录撰写要求<br>● 说出原始记录撰写的要求<br>2. 药品检验中数据完整性管理的要求和注意事项<br>● 记住检验流程中数据可靠性管理的要求<br>● 列举检验流程中数据可靠性管理的注意事项 | 2 |
| | 2. 检验报告撰写<br>● 能及时规范地撰写检验报告<br>● 能正确得出药品检验结论 | 3. 检验报告的撰写要求和注意事项<br>● 列举检验报告撰写的要求<br>● 概述检验报告撰写的注意事项<br>4. 药品检验结论的判断依据<br>● 说出药品检验结论的判断依据 | |
| 9. 实验室清洁清场 | 1. 实验室清洁清场<br>● 能按规程及时正确地清理实验台面、地面<br>● 能按规程在实验后及时清洁分析天平、旋光仪、溶出仪、高效液相色谱等相关药物分析仪器，规范填写仪器使用记录<br>● 能按规程对检验废液、废物等各类废弃物分类、合理存放和处理 | 1. 实验室清理的注意事项<br>● 归纳实验室清理的注意事项<br>2. 天平、旋光仪、溶出仪、高效液相色谱等相关药物分析仪器的日常使用和维护保养要求<br>● 分析天平、旋光仪、溶出仪、高效液相色谱等相关药物分析仪器的日常使用和维护保养要求<br>3. 药品检验中常见废弃物的分类<br>● 归纳药品检验中常见废弃物的种类<br>4. 药品检验中常见废弃物的处理方法<br>● 简述药品检验中常见废弃物的处理方法 | 2 |
| 总学时 | | | 108 |

## 五、实施建议

### （一）教材编写与选用建议

1. 应依据本课程标准编写教材或选用教材，从国家和市级教育行政部门发布的教材目录中选用教材，优先选用国家和市级规划教材。

2. 教材要充分体现育人功能，紧密结合教材内容、素材，有机融入课程思政要求，将课程思政内容与专业知识、技能有机统一。

3. 转变以教师为中心的传统教材观,教材编写应以学生的"学"为中心,遵循中职学生学习特点与规律,设计教材结构和组织教材内容。

4. 教材要以药品检验工作流程为线索,按照药品检验职业能力培养由易到难、由简单到复杂、由单一到综合的规律,搭建教材的结构框架,确定教材各部分的目标、内容,以及进行相应的任务、活动设计等。理论知识把握有度,同时注重技能结合理论知识,建设"理论—实践"一体化教材。

5. 教材在整体设计和内容选取时要注重引入医药行业的新知识、新技术、新工艺、新方法,对接药物检验员的职业技能等级证书和岗位要求,结合案例导学、问题思学、拓展促学等形式,增强教材的真实工作感。

6. 教材文字表述要精练、准确,内容展现要图文并茂、易学易懂,让学生在使用教材时有亲切感、真实感。

**(二)教学实施建议**

1. 切实推进课程思政建设,寓价值观引导于知识传授和能力培养之中,帮助学生塑造正确的世界观、人生观、价值观。要深入梳理教学内容,结合课程特点,结合药损事件、社会热点以及生物医药高质量发展等政策法规,围绕技能精湛、诚信合规、使命担当的思政育人目标,深入挖掘课程思政元素,有机融入课程教学,达到润物无声的育人效果。

2. 教学要充分体现职业教育"实践导向、任务引领、理实一体、做学合一"的课改理念,紧密联系医药企业生产与生活实际,通过医药企业典型药品检验任务为载体,加强理论教学与实践教学的结合,强调检验标准的重要性以及检验岗位的规范性和合规性。教学过程中充分利用各种实训场所与设备,让学生灵活运用所学的分析方法进行不同剂型药品的质量检验,同时融入不同类别的典型药品,以提升学生分析问题和解决问题的能力。

3. 坚持以学生为中心的教学理念,遵循学生的认知特点和学习规律,以学生为中心设计和组织教学活动。教师引导学生提升职业素养,培养学生的质量意识,提高医药从业人员的职业道德。

4. 充分调动学生学习的积极性、能动性,采取灵活多样的教学方式,积极探索自主学习、合作学习、探究式学习、体验式学习等体现教学新理念的教学方式。以工作任务为主线,学会合作或独立思考,明白在药品检验工作中"做什么""怎么做"及"为什么这么做",使学生明白药品检验的必要性和重要性,理解质量标准的制定意义,严格规范质量检验操作,为成为一名合格的制药人而努力。

5. 在教学过程中,有效利用现代信息技术手段,应用实物、图片、视频、仿真教学软件等教学资源,应用教学案例,改进教学方法与手段,提升教学效果。

## (三) 教学评价建议

1. 以课程标准为依据,开展基于标准的教学评价。

2. 以评促教、以评促学,通过课堂教学及时评价,不断改进和丰富教学方法和手段。

3. 教学评价采用过程性评价和终结性评价相结合的方式,注重日常教学中对学生学习的评价,采用课堂提问、学生作业、平时测验、实验实训、小组作业、课题汇报及考试等,综合评价学生成绩,积累过程性评价数据。

4. 药物分析技术课程关注学生的技能和职业素养培育,教学评价坚持技能和职业素养并重的原则,构建技能和职业素养融合的专业课教学评价体系,综合评价学生技能和职业素养情况。通过日常教学中的有效评价,培养学生爱岗敬业、精益求精、勇于承担、勇于创新的职业精神,不断培养学生具备药品全面质量控制的观念。

## (四) 资源利用建议

1. 配套多样化的数字教学资源,如操作视频、演示文稿、习题库、图片、动画等,使学习内容更加生动化、形象化和立体化。

2. 积极搭建在线学习平台,注重微课、多媒体仿真软件等常用课程资源的开发和利用,方便学生不受时间、地点、空间的限制,进行预习、学习和巩固。

3. 积极开发和利用网络课程资源,充分利用诸如 NMPA 网站、"医药大学堂"在线学习平台、教学资源库等网上信息资源,促使教学媒体从单一媒体向多种媒体转变、教学活动从信息的单向传递向双向交换转变、学生从单独学习向合作学习转变。

4. 充分利用本行业典型的生产企业资源,校企合作共同建设实习实训基地,实践产教融合、工学结合的理念,全面满足学生实习实训需要。

5. 建立本专业开放实训中心,积极实现教学与实训合一、教学与培训合一、教学与考证合一,充分满足学生综合职业能力培养的要求。

# 食品理化分析课程标准

## ▌课程名称

食品理化分析

## ▌适用专业

中等职业学校药品食品检验专业

### 一、课程性质

本课程是中等职业学校药品食品检验专业的专业必修课程,其功能是使学生掌握食品感官检验、食品营养成分检验、食品添加剂检验、食品中铅元素检验、食品中氨基甲酸酯类农药残留检测等相关知识和技能。本课程是化学、食品营养与卫生的后续课程,是药品食品检验专业食品检验方向的专业课程。

### 二、设计思路

本课程遵循任务引领、做学一体的原则,参照食品安全国家标准,根据中等职业学校药品食品检验专业相应职业岗位的工作任务与职业能力分析结果,以食品检验的相关工作任务和职业能力为依据而设置。

课程内容紧紧围绕完成食品检验工作领域相关工作任务应具备的职业能力要求,选取了食品感官检验、食品营养成分检测、食品中铅元素检测、食品中氨基甲酸酯类农药残留检测等主要内容,遵循适度够用的原则,确定相关理论知识、专业技能与要求,并融入食品检验管理职业技能等级证书(初级)的相关考核要求。

课程内容的组织按照职业能力发展规律和学生的认知规律,以食品检验项目为主线,对所涵盖的工作任务进行分析、转化、序化,设有食品感官检验、蛋白质测定、脂肪测定、糖测定、抗坏血酸测定、粗纤维测定、亚硝酸盐测定、食品中铅元素测定、食品中氨基甲酸酯类农药残留检测 9 个学习任务。以任务为引领,通过工作任务整合相关知识、技能与职业素养。

本课程建议学时数为 108 学时。

## 三、课程目标

通过本课程的学习,学生具备食品检验的基本理论知识,掌握食品感官检验、理化检验等技能,能识读检验标准,准备和使用检验仪器设备以及检验用试剂,能按标准进行检验、填写检验报告并正确评价检验结果,达到食品检验管理职业技能等级证书(初级)的相关考核要求,具体达成以下职业素养和职业能力目标。

### (一) 职业素养目标

- 严格按照食品安全标准、检验规范和程序的规定开展检验工作。

- 具有较强的规范意识,自觉遵守检验检测实训室操作规程完成各项实训任务。

- 依法开展检验工作,在许可或认定的检验范围内检验,不超范围检验。

- 严格遵守纪律要求,保证出具的检验数据和结论客观、公正、准确。

- 严格遵守实验室安全使用化学试剂和仪器设备等规范,养成良好的安全习惯。

- 具有诚实守信的意识,客观记录实验数据,如实填写实验报告,不弄虚作假。

- 具有较强的责任心,尽职尽责,敢于担当,不推诿。

- 逐步养成吃苦耐劳的职业精神,在实训实习过程中,不怕累、不怕苦、不怕脏。

### (二) 职业能力目标

- 能正确选择和识读食品检验相关标准。

- 能按规程进行食品的感官检验。

- 能按规程正确选用器具和容器。

- 能按规程正确配制化学溶液和标定标准溶液,并做好废弃试剂处理工作。

- 能按规程进行样品采集、制备。

- 能按规程正确操作常用检验设备(离心机、干燥箱、紫外-可见分光光度计等)。

- 能按规程测定食品中的粗纤维、脂肪、蛋白质、糖、抗坏血酸等营养物质。

- 能按规程测定食品中的食品添加剂亚硝酸盐含量,并正确评价检验结果。

- 能按规程测定食品中的重金属铅、氨基甲酸酯类农药残留等物质。

- 能按规程要求规范记录实验数据,科学处理数据,撰写实验报告。

- 能按食品质量国家标准正确判定检验结果。

## 四、课程内容与要求

| 学习任务 | 技能与学习要求 | 知识与学习要求 | 参考学时 |
|---|---|---|---|
| 1. 食品感官检验 | 1. 样品信息采集<br>● 能做好样品规格、品类、数量等信息登记<br>● 能按统一格式对样品进行编码<br>● 能根据无包装样品的外观、色泽等初步判别产品品类 | 1. 感官检验样品的概念<br>● 说出感官检验样品的定义<br>● 记住感官检验样品的规格、品类、数量要求<br>2. 感官检验样品的编码方法<br>● 说出感官检验样品的编码方法<br>3. 无包装样品的感官判断方法<br>● 列举无包装样品的外观要求<br>● 列举无包装样品的色泽要求 | 24 |
| | 2. 样品归类存放及标准的选择<br>● 能根据样品的包装标识确定所属的基本品类<br>● 能按样品所属的基本品类选择适用的文字标准及实物标准样<br>● 能按不同的品类选择相应的存放环境 | 4. 样品归类存放及标准的选择方法<br>● 说出感官检验样品的分类方法<br>● 列举样品存放标准的选择方法<br>5. 样品存放环境的要求<br>● 列举样品存放环境的温度和湿度要求<br>● 列举样品存放环境的洁净要求 | |
| | 3. 取样及包装分析<br>● 能按产品取样的操作流程，选择具有代表性的试样<br>● 能根据产品外形特征判断所用标准是否适当<br>● 能分析产品包装标签是否符合食品标准要求 | 6. 感官检验取样的概念<br>● 列举产品取样的操作流程<br>● 说出试样代表性的要求<br>7. 产品包装标签的定义<br>● 描述产品包装标签的定义 | |
| | 4. 感官分析实验室设备、用具准备<br>● 能按感官分析要求清洁感官分析实验室<br>● 能按产品感官分析要求准备设施、产品感官分析器具<br>● 能根据安全用电和实验室防火防爆要求检查实验室<br>● 能做好感官分析实验室设施的维护、保养工作 | 8. 感官分析实验室的组成和使用要求<br>● 说出感官分析实验室的组成<br>● 列举感官分析实验室设施、用具的维护、保养方法和要求<br>9. 安全使用感官分析实验室的措施<br>● 列举感官分析实验室的防火防爆设施名称<br>● 列举感官分析实验室防火防爆的措施 | |

（续表）

| 学习任务 | 技能与学习要求 | 知识与学习要求 | 参考学时 |
|---|---|---|---|
| 1. 食品感官检验 | 5. 样品制备<br>● 能根据不同产品制备要求准备样品,选择分样方法及盛放容器<br>● 能按操作规程制备样品,控制样品均匀性、样品温度、样品数量、样品加热或冷藏方式<br>● 能按操作规程进行样品编号 | 10. 感官检验样品制备方法和要求<br>● 说出感官检验样品的制备方法<br>● 列举感官检验样品均匀性要求和数量要求<br>11. 感官检验样品加热或冷藏方法<br>● 列举感官检验样品加热方法<br>● 列举感官检验样品冷藏方法 | |
| | 6. 样品提供<br>● 能按要求进行感官样品的呈送<br>● 能按要求进行感官检验回答表的准备和分发<br>● 能做好感官检验样品及其他材料的备份<br>● 能按操作规程进行废弃物处理 | 12. 感官检验样品提供的要求<br>● 说出感官样品的呈送要求<br>● 列举感官检验回答表的准备和分发要求<br>13. 感官检验样品及其他材料的备份要求<br>● 列举感官检验样品及其他材料的备份要求<br>14. 感官检验废弃物处理方法和要求<br>● 列举感官检验废弃物处理方法<br>● 列举感官检验废弃物处理要求 | |
| | 7. 记录汇总<br>● 能进行数据的录入和导出,并进行初步审核<br>● 能根据使用的文字标准,对照记录表,进行记录汇总分析 | 15. 感官检验数据记录汇总的要求<br>● 列举感官检验数据的录入和导出方法以及数据初步审核要求<br>● 列举感官检验数据汇总分析方法 | |
| | 8. 结果计算及判定<br>● 能对检验结果进行计算<br>● 能正确判断检验结果 | 16. 感官检验方法的分类<br>● 举例说明感官检验的分类方法<br>17. 感官检验结果计算及判定方法<br>● 简述不同感官检验结果的计算方法<br>● 简述感官检验结果的判断依据及方法 | |
| 2. 蛋白质测定 | 1. 食品中蛋白质测定标准识读<br>● 能根据检验对象选取现行有效的测定标准<br>● 能根据测定标准制订检测方案 | 1. 食品安全国家标准中蛋白质的测定标准编号与有效性<br>● 说出食品中蛋白质的测定标准编号<br>● 说出食品中蛋白质的测定标准的有效性<br>2. 食品中蛋白质的类型和性质<br>● 叙述食品中蛋白质的类型<br>● 叙述蛋白质的性质<br>3. 食品中蛋白质测定的原理<br>● 叙述凯氏定氮法的测定原理<br>● 叙述紫外-可见分光光度法测定原理 | 14 |

（续表）

| 学习任务 | 技能与学习要求 | 知识与学习要求 | 参考学时 |
|---|---|---|---|
| | 2. 食品中蛋白质测定用试剂的准备<br>● 能根据测定标准规定，核对所需试剂<br>● 能按测定标准要求配制蛋白质测定用试剂<br>● 能遵守健康安全环保规定，佩戴手套、工作服、护目镜和口罩 | 4. 蛋白质测定试剂要求和配制方法<br>● 叙述凯氏定氮法所用试剂要求和配制方法<br>● 叙述紫外-可见分光光度法所用试剂要求和配制方法 | |
| | 3. 食品中蛋白质测定用仪器准备<br>● 能按测定标准要求准备量具和玻璃容器<br>● 能按测定标准要求准备蛋白质测定用仪器和设备 | 5. 凯氏定氮法测定用仪器组成、使用方法与清洁维护方法<br>● 叙述定氮蒸馏装置的组成与清洁方法<br>● 叙述自动或半自动凯氏定氮仪组成与清洁维护方法<br>6. 紫外-可见分光光度法测定用仪器的使用方法以及清洁维护方法<br>● 叙述紫外-可见分光光度计使用方法以及清洁维护方法<br>● 叙述比色皿的使用方法以及清洁维护方法 | |
| 2. 蛋白质测定 | 4. 食品中蛋白质测定样品制备<br>● 能根据测定标准中凯氏定氮法完成待测定样品制备<br>● 能根据测定标准中使用自动凯氏定氮法完成待测定样品制备<br>● 能根据测定标准中紫外-可见分光光度法消解待测定样品 | 7. 食品中蛋白质测定样品制备方法<br>● 叙述凯氏定氮法以及自动凯氏定氮法的样品制备方法<br>● 叙述紫外-可见分光光度法消解样品的制备方法 | |
| | 5. 样品中蛋白质测定<br>● 能使用电子天平、定氮蒸馏装置、自动凯氏定氮仪、紫外-可见分光光度计、消解炉等设备<br>● 能安装定氮蒸馏装置<br>● 能用定氮蒸馏装置完成样品的分解、蒸馏和滴定操作<br>● 能用自动凯氏定氮仪完成样品的分解、蒸馏和滴定操作<br>● 能根据测定标准，完成试样溶液的制备 | 8. 样品中蛋白质测定仪器操作规程<br>● 列举电子天平、定氮蒸馏装置、自动凯氏定氮仪、紫外-可见分光光度计、消解炉等设备的操作规程<br>9. 定氮蒸馏装置的安装与操作方法<br>● 叙述定氮蒸馏装置的安装方法<br>● 叙述定氮蒸馏装置的操作方法<br>10. 蛋白质测定方法（凯氏定氮法）<br>● 叙述凯氏定氮仪测定蛋白质的方法<br>● 叙述自动凯氏定氮仪测定蛋白质的方法<br>11. 蛋白质测定方法（紫外-可见分光光度法） | |

（续表）

| 学习任务 | 技能与学习要求 | 知识与学习要求 | 参考学时 |
|---|---|---|---|
| 2. 蛋白质测定 | ● 能根据测定标准，完成标准曲线与工作曲线的绘制<br>● 能根据测定标准，完成试样吸光度值测定 | ● 叙述标准曲线与工作曲线的绘制方法<br>● 叙述紫外-可见分光光度法测定蛋白质的方法 | |
| | 6. 检测报告填写<br>● 能按要求填写原始记录<br>● 能依据蛋白质测定标准中的公式计算蛋白质含量和测定结果的精密度 | 12. 检测报告填写要求<br>● 简述凯氏定氮法、紫外-可见分光光度法计算蛋白质含量的计算方法<br>● 叙述蛋白质测定精密度的要求 | |
| 3. 脂肪测定 | 1. 食品中脂肪测定标准识读<br>● 能根据检验对象选取现行有效的测定标准<br>● 能根据测定标准制订测定方案 | 1. 食品安全国家标准中脂肪的测定标准编号与有效性<br>● 说出食品中脂肪的测定标准编号<br>● 说出食品中脂肪的测定标准的有效性<br>2. 食品中脂肪的类型和性质<br>● 说出食品中脂肪的类型<br>● 说出脂肪的性质<br>3. 脂肪测定的原理<br>● 叙述索氏抽提法测定的原理<br>● 叙述酸水解法和碱水解法测定的原理<br>4. 食品中脂肪常用的测定方法<br>● 叙述索氏抽提法测脂肪方法<br>● 叙述酸水解法和碱水解法测脂肪方法 | 12 |
| | 2. 食品中脂肪测定用试剂的准备<br>● 能根据测定标准规定，核对所需试剂<br>● 能按测定标准要求配制脂肪测定用试剂<br>● 能遵守健康安全环保规定，佩戴手套、工作服、护目镜和口罩 | 5. 脂肪测定试剂要求和配制方法<br>● 叙述索氏抽提法、酸水解法、碱水解法所用试剂要求和配制方法<br>● 说出脂肪测定试剂的配制方法及注意事项 | |
| | 3. 脂肪检测仪器准备<br>● 能按测定标准要求准备量具和玻璃容器<br>● 能按测定标准要求准备脂肪检测用仪器和设备 | 6. 脂肪测定仪器工作原理、组成与清洁方法<br>● 说出脂肪测定仪器的工作原理<br>● 叙述索氏抽提法所用仪器组成与清洁方法 | |

| 学习任务 | 技能与学习要求 | 知识与学习要求 | 参考学时 |
|---|---|---|---|
| 3. 脂肪测定 | 4. 食品中脂肪测定样品制备<br>● 能根据测定标准中索氏抽提法提取游离态脂肪<br>● 能根据测定标准中酸水解法破坏结合态脂肪<br>● 能根据测定标准中碱水解法破坏结合态脂肪 | 7. 脂肪测定样品制备方法<br>● 叙述索氏抽提法的样品制备方法<br>● 叙述酸水解法和碱水解法的样品制备方法 | |
| | 5. 样品中脂肪测定<br>● 能使用电子天平、恒温水浴锅、电热恒温干燥箱、干燥器、通风柜等设备<br>● 能安装索氏抽提器<br>● 能用索氏抽提器完成提取剂的提取、回流、回收及分离操作<br>● 能按标准用索氏抽提法测定饼干中脂肪的含量<br>● 能按标准用酸水解法测定红肠中脂肪的含量<br>● 能按标准用碱水解法测定全脂乳粉中脂肪的含量 | 8. 脂肪测定仪器操作规程<br>● 列举电子天平、恒温水浴锅、电热恒温干燥箱、干燥器、通风柜等设备的操作规程<br>9. 索氏抽提器的安装与操作方法<br>● 叙述索氏抽提器的安装方法<br>● 叙述索氏抽提器的操作方法<br>10. 脂肪测定流程<br>● 列举索氏抽提法、酸水解法、碱水解法测定脂肪的流程以及操作时注意事项<br>● 列举脂肪样品恒重的方法 | |
| | 6. 检测报告填写<br>● 能按要求填写原始记录<br>● 能按公式计算脂肪含量和测定结果的精密度<br>● 能对照国标判定单项检验结果 | 11. 检测报告填写要求<br>● 简述索氏抽提法、酸水解法、碱水解法计算脂肪含量的计算方法<br>● 叙述精密度计算方法 | |
| 4. 糖测定 | 1. 食品中还原糖、总糖测定标准识读<br>● 能根据检验对象选取现行有效的测定标准<br>● 能根据测定标准制订检测方案 | 1. 食品安全国家标准中还原糖、总糖测定标准的编号与有效性<br>● 列举食品中还原糖、总糖测定标准编号<br>● 列举食品中还原糖、总糖测定标准的有效性<br>2. 食品中糖的类型和性质<br>● 说出食品中糖的类型<br>● 列举食品中糖的性质<br>3. 食品中糖测定的原理<br>● 列举直接滴定法测定还原糖、总糖的原理<br>● 列举高锰酸钾滴定法测定还原糖的原理 | 14 |

（续表）

| 学习任务 | 技能与学习要求 | 知识与学习要求 | 参考学时 |
|---|---|---|---|
| 4. 糖测定 | 2. 食品中糖测定用试剂的准备<br>● 能根据测定标准规定，核对所需试剂<br>● 能按测定标准要求配制还原糖、总糖测定用试剂<br>● 能遵守健康安全环保规定，佩戴手套、工作服、护目镜和口罩 | 4. 还原糖测定试剂要求和配制方法<br>● 列举直接滴定法测定还原糖、总糖测定试剂要求和配制方法<br>● 叙述高锰酸钾滴定法测定还原糖测定试剂要求和配制方法<br>5. 食品中糖测定用标准品要求<br>● 列举直接滴定法测定还原糖、总糖测定标准品要求<br>● 说出高锰酸钾滴定法测定还原糖测定标准品要求<br>6. 食品中糖测定用标准溶液配制要求<br>● 列举直接滴定法测定还原糖、总糖测定标准溶液配制要求<br>● 说出高锰酸钾滴定法测定还原糖标准溶液配制要求 | |
| | 3. 食品中还原糖、总糖测定用仪器准备<br>● 能按测定标准要求准备酸式滴定管<br>● 能按测定标准要求准备坩埚<br>● 能按测定标准要求准备真空泵 | 7. 酸式滴定管的清洁与使用方法<br>● 说出酸式滴定管的清洁方法<br>● 说出酸式滴定管的使用方法<br>8. 真空泵的组成与使用方法<br>● 列举真空泵的组成<br>● 列举真空泵的使用方法 | |
| | 4. 食品中还原糖、总糖测定样品制备<br>● 能根据测定标准中直接滴定法完成待测定酒精类、淀粉类、碳酸类样品制备<br>● 能根据测定标准中高锰酸钾滴定法完成待测定酒精类、淀粉类、碳酸类样品制备 | 9. 糖类提取剂与澄清剂的种类<br>● 列举糖类提取剂的种类<br>● 列举糖类澄清剂的种类<br>10. 食品中还原糖、总糖测定样品制备方法<br>● 列举直接滴定法中酒精类、淀粉类、碳酸类样品制备方法<br>● 列举高锰酸钾滴定法中酒精类、淀粉类、碳酸类样品制备方法 | |
| | 5. 样品中还原糖、总糖测定<br>● 能使用酸式滴定管、坩埚、真空泵等设备<br>● 能根据直接滴定法测定标准，完成碱性酒石酸铜溶液的标定 | 11. 样品中还原糖、总糖测定仪器操作规程<br>● 列举电子天平、真空泵、滴定管等设备的操作规程<br>12. 还原糖、总糖测定方法<br>● 说出直接滴定法试样溶液的测定方法<br>● 叙述高锰酸钾滴定法试样溶液的测定方法 | |

(续表)

| 学习任务 | 技能与学习要求 | 知识与学习要求 | 参考学时 |
|---|---|---|---|
| 4. 糖测定 | ● 能根据直接滴定法测定标准,完成试样溶液的预测<br>● 能根据直接滴定法测定标准,完成试样溶液的测定<br>● 能根据高锰酸钾滴定法测定标准,完成试样溶液的测定 | | |
| | 6. 检测报告填写<br>● 能按要求填写原始记录<br>● 能依据还原糖测定标准中的公式计算糖含量、测定结果的精密度 | 13. 检测报告填写要求<br>● 简述糖含量的计算方法<br>● 说出还原糖测定精密度的要求 | |
| 5. 抗坏血酸测定 | 1. 食品中抗坏血酸测定标准识读<br>● 能根据检验对象选取现行有效的测定标准<br>● 能根据测定标准制订检测方案 | 1. 食品安全国家标准中抗坏血酸测定标准的编号与有效性<br>● 列举食品中抗坏血酸的测定标准编号<br>● 列举食品中抗坏血酸的测定标准的有效性<br>2. 食品中抗坏血酸的类型和性质<br>● 说出食品中抗坏血酸的存在形式<br>● 列举食品中抗坏血酸的性质<br>3. 食品中抗坏血酸测定的原理<br>● 列举高效液相色谱法、荧光法测定抗坏血酸的原理<br>● 列举2,6-二氯靛酚滴定法测定抗坏血酸的原理 | 8 |
| | 2. 食品中抗坏血酸测定用试剂的准备<br>● 能根据测定标准规定,核对所需试剂<br>● 能按测定标准要求配制抗坏血酸测定用试剂<br>● 能按规程标定2,6-二氯靛酚标准溶液 | 4. 抗坏血酸测定的试剂<br>● 列举2,6-二氯靛酚滴定法测定抗坏血酸所用的试剂<br>● 简述试剂的配制方法<br>5. 2,6-二氯靛酚标准溶液的标定方法<br>● 简述2,6-二氯靛酚标准溶液的标定方法<br>● 简述标定过程中的注意事项 | |
| | 3. 食品中抗坏血酸测定样品制备<br>● 能用组织捣碎机捣碎样品<br>● 能对样品进行提取 | 6. 抗坏血酸测定样品提取的方法<br>● 说出样品的提取方法<br>● 简述草酸或偏磷酸的作用 | |

（续表）

| 学习任务 | 技能与学习要求 | 知识与学习要求 | 参考学时 |
|---|---|---|---|
| 5. 抗坏血酸测定 | 4. 样品中抗坏血酸测定<br>● 能用 2，6-二氯靛酚滴定法测定抗坏血酸的含量<br>● 能按规程完成空白试验 | 7. 抗坏血酸的含量测定流程和操作要点<br>● 归纳 2，6-二氯靛酚滴定法测定抗坏血酸的检查流程<br>● 简述操作过程中的关键点和注意事项 | |
| | 5. 检测报告填写<br>● 能按要求填写原始记录<br>● 能依据测定标准中的公式计算抗坏血酸的含量、测定结果的精密度 | 8. 检测报告填写要求<br>● 简述抗坏血酸含量的计算方法<br>● 说出精密度的计算方法 | |
| 6. 粗纤维测定 | 1. 食品中粗纤维测定标准识读<br>● 能根据检验对象选取现行有效的测定标准<br>● 能根据测定标准制订测定方案 | 1. 食品安全国家标准中粗纤维的测定标准编号与有效性<br>● 说出食品中粗纤维的测定标准编号<br>● 解释食品中粗纤维的测定标准的有效性<br>2. 食品中粗纤维的定义和特点<br>● 叙述食品中粗纤维的定义<br>● 列举食品中粗纤维的特点<br>3. 食品中粗纤维测定的原理<br>● 叙述食品中粗纤维测定的原理 | 8 |
| | 2. 食品中粗纤维测定用试剂的准备<br>● 能根据测定标准规定，核对所需试剂<br>● 能按测定标准要求配制粗纤维测定用试剂<br>● 能遵守健康安全环保规定，佩戴手套、工作服、护目镜和口罩 | 4. 粗纤维测定试剂要求和配制方法<br>● 叙述食品中粗纤维测定所用试剂的要求<br>● 简述粗纤维测定用试剂的配制方法 | |
| | 3. 粗纤维测定器材准备<br>● 能按测定标准要求准备石棉<br>● 能按测定标准要求准备马弗炉、坩埚、抽滤装置等相关设备 | 5. 马弗炉的结构和工作原理<br>● 叙述马弗炉的结构<br>● 叙述马弗炉的工作原理<br>6. 抽滤装置的组成与搭建要求<br>● 叙述抽滤装置的组成<br>● 叙述抽滤装置的搭建要求 | |

| 学习任务 | 技能与学习要求 | 知识与学习要求 | 参考学时 |
|---|---|---|---|
| 6. 粗纤维测定 | 4. 食品中粗纤维测定样品制备<br>● 能根据测定标准要求，用酸处理法完成样品制备<br>● 能根据测定标准要求，用碱处理法完成样品制备 | 7. 粗纤维测定样品处理方法<br>● 叙述酸处理法样品制备方法<br>● 叙述碱处理法样品制备方法 | |
| | 5. 食品中灰分测定样品灼烧与恒重<br>● 能使用马弗炉、坩埚、电热恒温干燥箱、组织捣碎机等设备<br>● 能操作 G2 垂融坩埚 | 8. 粗纤维测定仪器操作规程<br>● 叙述马弗炉、G2 垂融坩埚的操作规程<br>● 叙述恒温干燥箱、捣碎机的操作规程 | |
| | 6. 检测报告填写<br>● 能按要求填写原始记录<br>● 能按公式计算灰分含量和测定结果的精密度 | 9. 检测报告填写要求<br>● 简述灰分测定的计算方法<br>● 叙述分析结果表述要求以及精密度的计算方法 | |
| 7. 亚硝酸盐测定 | 1. 食品中亚硝酸盐测定标准识读<br>● 能根据检验对象选取现行有效的测定标准<br>● 能根据测定标准制订检测方案 | 1. 食品安全国家标准中亚硝酸盐测定标准的编号与有效性<br>● 说出食品中亚硝酸盐的测定标准编号<br>● 说出食品中亚硝酸盐的测定标准的有效性<br>2. 食品中发色剂的种类与作用<br>● 列举常用发色剂的种类<br>● 列举常用发色剂的作用与使用范围<br>3. 食品中亚硝酸盐测定的原理<br>● 说出食品中亚硝酸盐测定的原理 | 12 |
| | 2. 食品中亚硝酸盐测定用试剂的准备<br>● 能根据测定标准规定，核对所需试剂<br>● 能按测定标准要求配制亚硝酸盐测定用试剂<br>● 能遵守健康安全环保规定，佩戴手套、工作服、护目镜和口罩 | 4. 亚硝酸盐测定试剂要求和配制方法<br>● 叙述亚硝酸盐系列标准溶液梯度稀释的方法<br>5. 试剂饱和硼砂溶液、乙酸锌溶液、亚铁氰化钾溶液的作用<br>● 列举试剂饱和硼砂溶液、乙酸锌溶液、亚铁氰化钾溶液的作用 | |

（续表）

| 学习任务 | 技能与学习要求 | 知识与学习要求 | 参考学时 |
|---|---|---|---|
| 7. 亚硝酸盐测定 | 3. 食品中亚硝酸盐测定用仪器准备<br>● 能按测定标准要求准备量具和玻璃容器<br>● 能按测定标准要求准备亚硝酸盐测定用仪器和设备 | 6. 食品中亚硝酸盐测定用仪器组成、使用方法与清洁维护方法<br>● 叙述紫外-可见分光光度计的组成与清洁维护方法<br>● 叙述比色皿的使用与清洁方法 | |
| | 4. 食品中亚硝酸盐测定样品制备<br>● 能根据测定标准提取样品<br>● 能根据测定标准净化样品 | 7. 食品中亚硝酸盐测定样品制备方法与条件<br>● 列举亚硝酸盐样品提取的方法及操作注意事项<br>● 列举亚硝酸盐样品净化的方法 | |
| | 5. 样品中亚硝酸盐测定<br>● 能使用电子天平、移液管、容量瓶、紫外-可见分光光度计等设备<br>● 能按操作规程要求使用比色皿<br>● 能根据测定标准，完成试样吸光度值测定<br>● 能按要求绘制工作曲线 | 8. 样品中亚硝酸盐测定仪器操作规程<br>● 列举电子天平、移液管、容量瓶、紫外-可见分光光度计等设备的操作规程<br>9. 亚硝酸盐含量的检测流程<br>● 叙述分光光度法检测亚硝酸盐的检测流程 | |
| | 6. 检测报告填写<br>● 能按要求填写原始记录<br>● 能依据公式计算亚硝酸含量和测定结果的精密度 | 10. 检测报告填写要求<br>● 说出亚硝酸含量的计算方法<br>● 说出亚硝酸测定精密度的要求 | |
| 8. 食品中铅元素测定 | 1. 检验标准查阅<br>● 能查阅食品中的铅含量的国家质量标准 | 1. 铅测定检测依据<br>● 举例说明天然矿泉水中铅的国家质量标准<br>● 举例说明天然矿泉水中铅的国家标准检测方法<br>2. 天然矿泉水中铅的常用测定方法<br>● 说出原子吸收法测定天然矿泉水中铅的方法 | 8 |
| | 2. 铅测定仪器选用<br>● 能按检测标准要求选择铅测定仪器 | 3. 铅测定仪器种类<br>● 列举原子吸收法测定铅所用仪器<br>4. 玻璃器皿清洗的方法<br>● 说出原子吸收法玻璃仪器清洗方法 | |

(续表)

| 学习任务 | 技能与学习要求 | 知识与学习要求 | 参考学时 |
|---|---|---|---|
| 8. 食品中铅元素测定 | 3. 铅测定试剂选用<br>● 能按检测标准要求选择铅测定试剂 | 5. 铅测定选用的试剂<br>● 列举原子吸收法测定铅所用试剂 | |
| | 4. 铅系列标准溶液的配制<br>● 能按系列标准溶液要求梯度稀释铅标准溶液 | 6. 铅系列标准溶液的配制方法<br>● 说出铅系列标准溶液梯度稀释的方法 | |
| | 5. 铅测定仪器操作<br>● 能按规程对原子吸收分光光度计设置元素测量参数、设置样品参数<br>● 能使用乙炔气瓶 | 7. 铅测定仪器操作的方法<br>● 简述原子吸收分光光度计(火焰法)的操作规程<br>● 简述乙炔气瓶安全使用的方法<br>8. 原子吸收分光光度计软件设置方法<br>● 说出设置元素测量参数的方法<br>● 说出设置样品参数的方法 | |
| | 6. 铅测定样品处理<br>● 能对样品消化进行操作 | 9. 铅测定样品处理方法<br>● 简述铅样品消化的方法 | |
| | 7. 样品检测<br>● 能按原子吸收分光光度法检测天然矿泉水中铅的含量 | 10. 铅含量测定的步骤与方法<br>● 说出原子吸收分光光度法(火焰法)测定天然矿泉水中铅含量的检测流程<br>11. 铅测定的样品空白液、标准空白液、参比溶液概念<br>● 说出铅测定的样品空白液、标准空白液、参比溶液概念 | |
| | 8. 检测报告填写<br>● 能按要求填写原始记录<br>● 能按工作曲线和公式计算天然矿泉水中铅的含量和测定结果的精密度<br>● 能对照国家标准判定单项检验结果 | 12. 检测报告填写要求<br>● 简述原子吸收分光光度法进行铅含量的计算方法<br>● 说出国家标准中检验结果判断的依据<br>13. 食品中有害元素的测定方法<br>● 列举食品中常见的有害元素<br>● 简述常见有害元素的测定原理和方法 | |
| 9. 食品中氨基甲酸酯类农药残留检测 | 1. 检验标准查阅<br>● 能查阅食品中的氨基甲酸酯类农药残留量测定的国家质量标准 | 1. 农药残留量测定的检测依据<br>● 简述农药残留毒性与限量<br>● 举例说明食品中农药残留测定的国家标准方法<br>2. 氨基甲酸酯类农药残留量测定的原理<br>● 说出气相色谱法测定氨基甲酸酯类农药残留量的原理 | 8 |

(续表)

| 学习任务 | 技能与学习要求 | 知识与学习要求 | 参考学时 |
|---|---|---|---|
| 9. 食品中氨基甲酸酯类农药残留检测 | 2. 农药残留测定试剂的准备<br>● 能按规程准备检测所需的试剂<br>● 能按规程配制标准溶液 | 3. 农药残留测定所需的试剂<br>● 列举农药残留测定所需要的试剂<br>● 简述农药残留标准溶液的配制方法和要求 | |
| | 3. 氨基甲酸酯类农药残留测定仪器选用<br>● 能按检测标准要求选择测定仪器 | 4. 测定仪器种类<br>● 列举测定农药残留检测所用仪器<br>5. 气相色谱仪的使用方法<br>● 简述气相色谱仪使用前的准备工作<br>● 简述气相色谱仪的操作要点 | |
| | 4. 样品预处理<br>● 能按检测要求制备样品<br>● 能按检测要求进行样品的提取、净化和浓缩 | 6. 农药残留测定样品的处理方法<br>● 简述试样的制备方法<br>● 简述样品提取、净化和浓缩的方法及注意事项 | |
| | 5. 样品中氨基甲酸酯类农药残留量的检测<br>● 能按检测要求设定气相色谱仪的参数<br>● 能按检测要求测定气相色谱图 | 7. 农药残留的测定方法<br>● 说出气相色谱法测定农药残留的方法<br>8. 气相色谱法测定农药残留的操作规程<br>● 说出气相色谱法测定氨基甲酸酯类农药残留量的操作规程<br>● 简述测定过程中的注意事项 | |
| | 6. 检测报告填写<br>● 能按要求填写原始记录<br>● 能依据标准的公式计算农药残留量、测定结果的精密度 | 9. 检验报告的填写要求<br>● 说出气相色谱法测定农药残留量的计算方法<br>● 说出农药残留量测定精密度的要求 | |
| 总学时 | | | 108 |

## 五、实施建议

### (一) 教材编写与选用建议

1. 应依据本课程标准编写教材或选用教材,从国家和市级教育行政部门发布的教材目录中选用教材,优先选用国家和市级规划教材。

2. 教材要充分体现育人功能,紧密结合教材内容、素材,有机融入课程思政要求,将课程思政内容与专业知识、技能有机统一。

3. 教材应充分体现任务引领、实践导向的课程设计思想,突出理论和实践相统一,强调实践性。教学活动以学习任务为主线,结合岗位需求和国家食品安全标准要求,鼓励校企合作组织编写。

4. 教材的内容要体现通用性、实用性、先进性,典型产品或服务的选择要科学,充分反映产业发展最新进展和区域产业特点;遵循技能形成的逻辑架构体系,本着"必需、够用"原则,设计具有可操作性的学习任务和学习活动,将国家食品安全标准更新信息,药品食品行业企业新技术、新工艺、新规范及时纳入教材,保持教学内容与国家食品安全监管同步。

5. 教材的编排科学合理、梯度明晰,图、文、表并茂,提高学生的学习兴趣。倡导开发活页式、工作手册式等新形态教材。

### (二)教学实施建议

1. 切实推进课程思政建设,寓价值观引导于知识传授和能力培养之中,帮助学生塑造正确的世界观、人生观、价值观。要深入梳理教学内容,结合课程特点,结合食品安全事件、社会热点以及日常生活实际,深入挖掘课程思政元素,将爱岗敬业、诚实守信、安全责任意识有机融入课程教学,达到润物无声的育人效果。

2. 教学要充分体现职业教育"实践导向、任务引领、理实一体、做学合一"的课改理念,以理化基础检验操作流程为主线,运用任务教学、项目教学、案例教学等现代教学方法,加强理论教学与实践教学的结合,发展学生的综合职业能力。

3. 牢固树立以学生为中心、安全施教的教学理念,充分遵循学生的认知特点和学习规律,合理设计有效教学活动,实现学习环境与职业情境对接、学习过程与检测流程对接、教学活动与职业活动对接,充分调动学生学习的积极性和能动性。

4. 教学过程中,注重安全检验前、中、后的人身、样品、环境等安全防控,强化食品安全与岗位责任意识培养。

5. 有效利用现代信息技术手段,改进教学方法与手段,提升教学效果。

### (三)教学评价建议

1. 应以本课程标准为依据,开展基于标准的教学评价。

2. 以评促教、以评促学,通过课堂教学及时评价,不断改进教学方法与手段。

3. 教学评价始终坚持德技并重的原则,构建德技融合的教学评价体系,把德育和职业素养的评价内容有机融入具体理化检验的专业知识与技能的评价指标体系,形成可观察、可测量的评价量表,综合评价学生的学习情况。通过有效评价,在日常教学中不断促进学生形成良好的思想品德和职业素养。

4. 应结合食品安全等社会热点以及日常生活实际的案例,注重学生分析问题、解决实际问题的考核,对在学习和应用上有创新的学生应给予特别鼓励,综合评价学生能力。

5. 注重日常教学中对学生学习的评价,充分利用多种过程性评价工具,如评价表、记录袋等,积累过程性评价数据,形成过程性评价与终结性评价相结合的评价模式。

**(四)资源利用建议**

1. 开发和利用教辅材料,如实训指导书、习题集、国家食品安全标准、行业规范文件等。充分利用行业和企业资源,为学生提供实训,提升综合职业能力。

2. 开发和利用仿真、视频、多媒体课件等资源,创设形象生动的学习环境,激发学生的学习兴趣,促进学生对知识的理解和掌握。

3. 有效利用现代信息技术手段,整合精品课程平台、在线测试平台、电子教材等教学资源,开展线上与线下混合式教学,帮助学生完成课前预习和课后拓展,提升教学效果。

4. 建立校企双导师融合教学团队,专兼职教师共同实施教学,始终保持教学要求与岗位要求同步对接。

5. 充分利用本行业典型的生产企业资源,校企合作共同建设实习实训基地,实践产教融合、工学结合的理念,全面满足学生实习实训需要。

上海市中等职业学校专业教学标准开发

总项目主持人　谭移民


上海市中等职业学校

药品食品检验专业教学标准开发

项目组成员名单


项 目 组 长：常光萍　　上海市医药学校

项目副组长：金　慧　　上海市医药学校

项目组成员：（按姓氏笔画排序）

王　鸿　　上海科技管理学校

师　帆　　上海市医药学校

严丽华　　上海市医药学校

杨宇平　　上海市医药学校

汪婷婷　　上海市医药学校

沈瑜婉　　上海上药信谊药厂有限公司

张艳秋　　上海市医药学校

范松华　　上海市医药学校

林　楠　　上海市医药学校

胡红侠　　上海市医药学校

秦　峰　　上海市食品药品检验研究院

钱　堃　　上海市医药学校

谭　颖　　上海医药集团股份有限公司

# 上海市中等职业学校
# 药品食品检验专业教学标准开发
# 项目组成员任务分工表

| 姓　名 | 所　在　单　位 | 承　担　任　务 |
|---|---|---|
| 常光萍 | 上海市医药学校 | 药品食品检验专业教学标准研究与推进 |
| 金　慧 | 上海市医药学校 | 专业教学标准研究与撰写、文本审核与统稿 |
| 王　鸿 | 上海科技管理学校 | 食品理化分析课程标准研究与撰写<br>食品营养与卫生课程标准研究与撰写 |
| 师　帆 | 上海市医药学校 | 专业教学标准研究<br>专业实训设施设备研究 |
| 严丽华 | 上海市医药学校 | 职业健康与安全课程标准研究与撰写 |
| 杨宇平 | 上海市医药学校 | 药学基础课程标准研究与撰写 |
| 汪婷婷 | 上海市医药学校 | 药物制剂技术课程标准研究与撰写 |
| 沈瑜婉 | 上海上药信谊药厂有限公司 | 专业教学标准研究与文本审核 |
| 张艳秋 | 上海市医药学校 | 化学分析技术课程标准研究与撰写<br>实验室管理课程标准研究与撰写 |
| 范松华 | 上海市医药学校 | 专业教学标准研究与文本审核<br>药品生产质量管理规范课程标准研究与撰写<br>药品食品法规课程标准研究与撰写 |
| 林　楠 | 上海市医药学校 | 专业教学标准研究与调研问卷设计<br>微生物检验技术课程标准研究与撰写 |
| 胡红侠 | 上海市医药学校 | 仪器分析技术课程标准研究与撰写 |
| 秦　峰 | 上海市食品药品检验研究院 | 专业教学标准研究与文本审核 |
| 钱　堃 | 上海市医药学校 | 药物分析技术课程标准研究与撰写 |
| 谭　颖 | 上海医药集团股份有限公司 | 专业教学标准研究与文本审核 |

**图书在版编目（CIP）数据**

上海市中等职业学校药品食品检验专业教学标准 / 上海
市教师教育学院（上海市教育委员会教学研究室）编 . 上海：
上海教育出版社，2024.12. — ISBN 978-7-5720-2579-2

Ⅰ . R927.1-41；TS207.3-41

中国国家版本馆CIP数据核字第20248HZ362号

责任编辑　汪海清
封面设计　王　捷

上海市中等职业学校药品食品检验专业教学标准
上海市教师教育学院（上海市教育委员会教学研究室）　编

出版发行　上海教育出版社有限公司
官　　网　www.seph.com.cn
地　　址　上海市闵行区号景路159弄C座
邮　　编　201101
印　　刷　上海叶大印务发展有限公司
开　　本　787×1092　1/16　印张 9.75
字　　数　190 千字
版　　次　2025年2月第1版
印　　次　2025年2月第1次印刷
书　　号　ISBN 978-7-5720-2579-2/G·2273
定　　价　45.00 元

如发现质量问题，读者可向本社调换　电话：021-64373213